무한한 힘을 가진 기적의 존재,

_____님께 드립니다.

MIRACLE
미라클

사랑하는 어머니께
'또 하나의 나'인 세상의 모든 존재들께
특히
삶의 아픔을 온전히 치유하려는 그대에게
이 책을 바칩니다.

당신이 기적의 존재인 과학적 이유

MIRACLE

미라클

이송미 지음

비타북스

삶의 고통은
기적을 깨우는 연료

"부디, 기적이 일어나게 해주세요!"

어머니가 암 진단을 받던 날, 절망의 한가운데서 이렇게 간절히 빌었습니다. 당시 절망의 무게가 더 컸던 것은, 오랜 투병 생활이 끝났다고 기뻐할 무렵 다시 암 진단을 받았기 때문입니다. 어머니는 2001년부터 3년간 아토피와 중풍으로 엄청나게 고생을 하셨습니다. 병을 만든 잘못된 생활 습관을 바꾸는 눈물겨운 노력으로 건강을 되찾았을 때, 또다시 암과 만난 것이지요.

그나마 다행인 것은 아토피와 중풍을 생활 치유로 이겨내면서 환자와 가족이 '치유의 주체'라는 것을 자각한 상황이라는 점이었습니다. 당시 병원 치료를 중단했던 것은 아토피 치료약의 심각한 부작용을 겪으면서 의학의 한계를 보았기 때문입니다. 중증 아토피로 온몸이 상처투성이가 된 어머니를 보면서 치유에 대한 공부를 시작했고, 우리 몸의 막강한 치유력을 알게 되었습니다. 그 후 자연주의 생활과 현미 채식을 중심으로 한 식생활 관리로 아토피를 완치하셨지요.

그 해 겨울 오른쪽 반신에 마비감이 드는 중풍이 왔을 때는 걷기 운동을 열심히 해서 나으셨습니다. 그렇게 투병과 간병의 시간이 완전히 끝났다고 생각한 순간, 더 큰 병이 찾아온 것입니다. 암 선고를 받던 날, 우리는 다시 캄캄한 어둠 속으로 들어가야만 했습니다.

마침내 눈뜬 치유의 진리
· · ·

"왜 병이 계속 이어지는 것일까?"

눈물로 간병하던 환자 가족인 제가 반드시 찾아야 하는 답이었습니다. 또다시 치유 공부에 전념했고, 마치 번개를 맞은 듯 비로소 '치유의 진리'에 눈뜰 수 있었습니다. 열심히 운동하고 철저하게 식생활 관리를 해도 더 큰 병이 온 것은, 가장 중요한 것을 놓치고 있었기 때문이지요. 바로 '마음'입니다.

마음이 즐거우면 병세가 호전되고 우울하면 악화되는 것은 아토피를 앓을 때 이미 경험한 것입니다. 그것을 이해하기 위해 마음의 힘으로 나은 기적의 치유기도 읽었지만, '비과학적', '비효율적'이라고 여길 수밖에 없었습니다. 논리적으로 제대로 이해할 수 없을뿐더러, 특별한 사람들의 예외적인 치유라고 생각했으니까요.

하지만 마음의 물리 작용을 해부한 첨단 과학의 연구 결과를 접하면서 내면의 무한한 힘을 제대로 이해하게 되었습니다. 마음 상태에 따라 면역력이 변한다는 것을 밝힌 '정신 신경 면역학', 생각하는 대로 뇌와 몸이 변한다는 것을 밝힌 '뇌 과학', 마음이 유전자의 활동을 바꾼다는 것을 밝힌 '후성 유전학', 생각이 현실을 창조하는 에너지라는 것을 밝힌 '양자 물리학'에 이르기까지, 오늘날의 과학은 '우리가 기적의 존재이고, 무한한 힘이 잠자는 마법 창고가 바로 마음'이라는 사실을 구체적으로 말하고 있었습니다.

그동안 불가사의하게 여기던 기적의 메커니즘을, 마음이 일으키는 일반적인 작용으로 이해하게 된 것이지요. 이것은 곧 우리 모두가 '건강한 심신', '원하는 인생'을 만들 수 있다는 말입니다. 이 얼마나 가슴 벅찬 일입니까! 과학적 진리를 깨달았을 때 저는 완전히 새로 태어난 듯 기뻤습니다. 그리고 더 이상 암 따위는 문제가 되지 않았습니다.

'새로운 마음'으로 다시 태어난 어머니

• • •

어머니의 암 치유를 위해 가장 먼저 한 일은 치유의 진리를 어머니께 전한 것입니다. 우리의 무한한 치유력을 제대로 알면 병에 대한 두려움은 저절로 밀려나지요. 두려움을 털어내는 것이 치유의 첫걸음입니다. 60대 후반 어머니의 눈높이에 맞추어 설명을 했습니다. 마치 텔레비전 연속극의 스토리를 이야기하듯, 죽음 앞에서도 무한한 치유력을 깨워 기적처럼 살아난 주인공들의 사례를 계속 전했지요.

"나도 그렇게 나을게. 이젠 두렵지 않아. 그러니 내 걱정은 하지 마라."

어머니의 내면에 가득하던 암 공포감이 '낫는다'는 믿음으로 바꿰었을 때 얼마나 기뻤는지 모릅니다! 우리는 치유의 진리에 주목하기 위해 집 안 곳곳에 '건강과 사랑이 충만한 삶에 감사합니다'라는 글귀를 크게 써 붙였습니다. 마당 있는 집으로 이사를 가서 '식물 기르기'도 시작했지요.

어머니는 아토피 투병 때부터 모든 일을 접은 후 우울하게 보내셨습니다. 그 어두운 마음이 암을 키운 원인이라는 것을 깨달으면서 즐겁게 주목할 대상을 찾다가 원예 활동을 선택한 것이지요. 식물 기르기를 시작한 후 어머니는 하루가 다르게 활기를 되찾으셨습니다. 정성껏 키운 채소와 꽃을 이웃들과 나누며 얼마나 즐거워하셨는지 모릅니다.

또 70년대 코미디 프로그램 영상, 손자의 어린이집 재롱잔치 영상, 평소 좋아하는 가수의 공연 영상 등을 한데 묶어 보시도록 권했습니다. 이 '치유용 영상'을 어머니는 매일 보시면서 소리 내어 웃으셨지요. 그렇게 즐겁게 웃을 때 암세포를 제압하는 면역체가 쑥쑥 자란다는 것은 의학적 사실입니다. 어머니에게 효과적인 맞춤용 약을 처방한 셈이지요. 이 모든 것이 병에 주목하던 어두운 마음을 삶의 기쁨과 감사, 사랑으로 돌리는 '주목훈련'입니다.

불교 신자인 어머니는 매일 기도를 하셨는데요, 그 기도를 마칠 때 건강하고 행복한 모습을 상상하는 '상상훈련'도 실천하셨습니다. 첨단 뇌 과학은 우리의 뇌가 실제와 상상을 구분하지 못하고, 상상하는 대로 몸이 변한다는 것을 밝혀냈습니다. 행복한 상상이 바로 몸을 바꾸는 효과 만점의 약이라는 말이지요.

어머니의 암 진단 후, 우리 가족이 모두 함께 노력한 것은 '사랑의 표현'입니다. 치유력을 무한대로 깨우는 '사랑'에 집중하기 위해서지요. 멀리 살던 동생네는 수시로 어머니에게 전화해 사랑과 감사의 말을 전했습니다. 사랑의 마음을 거의 표현하지 않고 살던 우리에게 찾아온 엄청난 변화이지요. 금쪽같은 손자의 웃는 사진과 이 녀석이 삐뚤삐뚤 쓴 '할머니 사랑해요'라는 글귀를 집 안 곳곳에 붙였습니다. 어머니는 매일 미소 띤 얼굴로 손자의 사진을 보며 "종훈아, 할머니가 더 많이 사랑해!"라고 하셨지요. 그렇게 사랑에 집중하면 치유력이 막강해진다는 것도 과학이 밝힌 의학적 사실입니다.

새로운 내면을 만드는 이런 실천들을 통해 마침내 어머니는 건강을 되찾으셨습니다. 아니 평생 가장 건강하고, 가장 밝은 마음으로 새로 태어나셨지요. 60대 후반에 말입니다.

치유 작가가 되어 난치병 환우들과 소통하며

• • •

암 진단을 받고 몇 개월 만에 우리는 암의 고통에서 해방되었습니다. 그리고 저는 치유의 진리를 세상과 나누기 위해 건강 작가가 되었지요. 절망하는 환우들에게 마음의 무한한 힘을 전해야 한다는 각오로 10년 전 《기적의 상상치유》 책을 썼습니다. 그 책이 출간된 후 많은 난치병 환우들과 소통했습니다. 대부분이 병원에서 '불치'나 '시한부 진단'을 받은 분들이었습니다.

"시한부 3개월이라는 진단을 받았습니다. 저 같은 경우도 나을 수 있을까요?"

"태어나면서부터 평생 아파서 건강한 모습을 상상할 수가 없는데, 어떻게 해야 하나요?"

답을 하기조차 막막한 질문들이 쏟아져 들어왔습니다. 절박한 그들이 쏟아낸 난해한 물음은 결국 저를 다시 책상에 앉게 만들었습니다. 우리 안의 무한한 힘을 '보다 더 명확하게' 전해야겠다는 생각이 들었거든요.

이 책은 그렇게 태어났습니다. 첨단 과학의 전 분야를 아우르며, 과학의 눈으로 마음의 무한대의 힘을 온전히 그리고 쉽게 이해할 수 있도록 썼습니다. 제대로 이해할 때 '불치', '불가능'의 편견에 갇혀있던 무한한 힘이 깨어납니다. '앎'이 '삶'의 강력한 에너지로 작용하는 것이지요.

중병 환우들에게 기적이 일어나길 바라며 '뉴마인드 트레이닝'도 구성했습니다. 지난 수천 년간 인류의 정신적 스승과 세계적인 석학들이 제시한 다양한 마음 수련법을 바탕으로, 누구나 쉽게 실천하고 빠르게 효과를 얻도록 구성한 과학적인 치유법입니다.

마음의 힘을 아는 이들도 어두운 내면을 잘 바꾸지 못하는 이유는 마음의 관성, 즉 '생각하는 습관' 때문입니다. 부정적인 생각의 습관으로 인해 우울 중독, 분노 중독, 불안 중독 등 어두운 감정에 중독된 이들이 많습니다. 반복하는 생각에 의해 뇌가 고정된 신경망을 형성하면서 스트레스 호르몬에 중독되어 사는 것이지요.

우리가 반드시 바꾸어야 할 생활 습관이 '어두운 생각의 습관'입니다. 생각은 치유와 창조의 명령어입니다. 생각을 바꾸면 신경화학 물질이 변하고, 뇌가 변하고, 유전자 활동 스위치가 변하고, 에너지장이 변해 마음과 몸, 삶이 변합니다. 생각의 습관을 밝게 바꾸는 것이 '건강한 나', '원하는 나'로 새로 태어나는 길입니다.

바로 지금, 당신이 기적의 존재임을 깨닫기 위한 '최고의 순간'

・・・

"어머니가 고령이라 암 수술에 대한 부담감이 있어요. 병원 치료를 하지 않고 평온한 마음으로 지내면 얼마나 사실까요?"

"사람마다 다른데요, 종양이 자라는 일반적인 속도로 본다면 1년 정도입니다. 하루빨리 수술부터 하세요."

처음 암 진단을 받고 일주일 후 검사 기록을 받기 위해 찾아간 대학 병원에서 의사와 나눈 대화입니다. 그 후 어머니는 병원 치료를 하지 않고 평온한 마음으로 12년을 더 사신 후 세상을 떠나셨습니다. 평생 가장 건강하고, 가장 충만한 마음으로 산 세월이었습니다. 제가 태어나서 처음으로 어머니께 '사랑한다'는 말을 했던 것도, 어머니에게 처음으로 '사랑한다'는 말을 들었던 것도 그때입니다. 동트는 새벽녘 마음에 집중하는 수련을 함께 할 때의 충만함도, 한 알의 씨앗이 큰 화초로 자라서 예쁜 꽃을 피우는 것을 보는 즐거움도, 정성껏 키운 채소로 음식을 만들어 먹을 때의 기쁨도 난생 처음 경험했습니다. 삶의 모든 순간이 소중하다는 것을 절감한 날들이었고, '살아있다'는 자체만으로도 감사하다는 것을 자각한 세월이지요. 삶에서 가장 귀한 것을 가슴 벅차게 깨달을 수 있었던 것은, 순전히 '질병'이라는 고통이 쥐어준 특별한 '선물'입니다.

지금 삶의 고통으로 아파하고 계신가요? 그렇다면 기억해주세요. 바로 지금이 그대가 기적의 존재임을 깨닫기 위한 '최고의 순간'이라는 것을! 간절하게 답을 찾으면서 자신의 무한한 힘을 깨운 수많은 기적의 주인공들처럼, 이제 그대가 기적의 주인공이 될 차례입니다. 모든 시련은 결국 축복이 되어 돌아옵니다!

몸과 마음, 삶이 아픈 이들이 모두 마법 같은 힘을 깨워 '애벌레가 눈부신 나비가 되듯' 빛나는 삶으로 새로 태어나길 온 마음으로 기도합니다.

차례

PART
1

우리의 무한한
치유력과 잠재력

기적이 일어나는
과학적 이유

PART 3

마법 창고 '마음', 마법의 약 '상상 치유'

PART 4

기적을 깨우는
'뉴마인드 트레이닝'

우리는 모두 기적의 존재다. 그것을 모르는 것뿐이다. 의학적 불치병을 스스로 완치하고, 발암 물질을 척척 해독하고, 죽음 앞에서도 살아나고, 1주일 만에 20년 젊어지는 일도 가능하다. 당신의 내면에 잠자는 그 무한한 힘을 제대로 알아보자.

PART
1

우리의 무한한
치유력과 잠재력

하버드대학교 청소부 실험

청소만 해서
병을 치유한 사람들

"나이가 드니 살이 찌고 혈압이 올라 걱정입니다. 운동을 해야 하는데 피곤하고 시간도 없어요."

호텔 두 곳의 청소부 84명이 건강 상담원에게 공통적으로 한 말이다. 그들은 대부분 뱃살이 많고, 혈압이 높았으며, 전반적인 건강 상태가 좋지 않았다. 과체중 상태였지만 활동량은 많았다. 하루 평균 15개의 호텔 방을 쓸고 닦고 관리하느라 눈코 뜰 새 없이 바쁘게 움직였다.

상담원은 두 호텔 가운데 한 곳의 청소부들만 다시 만나서, 그들의 청소 활동이 구체적으로 얼마나 살을 빼고 운동 효과를 내는지 상세하게 설명했다.

"여러분은 매일 살이 빠지는 좋은 운동을 하고 있어요. 침대 시트를 가는 15분 동안 40kcal, 청소기를 돌리는 15분 동안 50kcal가 소모됩니다. 이렇게 모두 과학적으로 계산하면 다들 하루 평균 2시간 30분 정도 운동한 것과 같아요. 건강을 위한 하루 운동 권장량이 30분인데, 좋은 운동을 넘치도록 하고 있습니다."

그 후 놀라운 변화가 나타났다. 청소가 살이 빠지는 '좋은 운동'이라고 설명을 들은 청소부들은 1개월 후 모두 체중, 체지방 비율, 허리둘레가 줄고, 혈압도 평균 10mmHg씩 떨어지는 등 건강 상태가 놀랍도록 개선되었다.

그들의 생활에는 전혀 변화가 없었다. 평소 먹던 대로 먹고, 하루 일과도 변한 것이 없었다. 달라진 것은 단지 '생각'이다. 자신이 매일 하는 노동이 살이 빠지고 건강에 좋은 운동이라는 것을 알게 된 것뿐이다. 청소의 운동 효과에 대해 듣지 않은 다른 호텔의 청소부들에게는 아무런 신체적 변화가 없었다.

이 실험은 하버드대학교의 심리학자 엘런 랭어(Ellen Langer) 교수와 알리아 크럼(A. J. Crum) 교수가 진행한 것이다. 실험을 진행한 랭어 교수는 이렇게 말한다.

"청소가 힘든 노동이라고 생각하면 실제로 체내 독소 물질이 증가합니다. 반면 청소가 좋은 운동이라고 생각하면 지방이 빠집니다. 몸을 움직일 때마다 살이 빠진다고 생각하는 것만으로도 체중이 줄어들죠."

놀랍지 않은가! 청소는 '고된 노동'이라는 생각을 '좋은 운동'이라고 바꾸자 만성병이 저절로 나은 것이다.

고혈압과 비만은 현대인에게 가장 대표적인 만성 질환이다. '침묵의 살인자'라고 불리는 고혈압은 심장병과 중풍으로 발전해 현대인의 주요 사망 원인이 되기도 한다. 그런데 단지 생각을 바꾸는 것만으로 저절로 살이 빠지고 혈압이 내려간다면, 이보다 좋은 치유법은 없을 것이다.

생각이 변하면 실제로 몸이 변한다. 생각을 바꿀 수 있다면, 우리 내면에 잠자는 엄청난 치유력도 더불어 깨어난다.

의학적 불치병을 스스로 치유한 이들의 공통점

"왜 불치라는 생각에 갇혀서 고통의 신을 숭배하나요?"

하버드대학교 의과대학 혈액종양학과 제롬 그루프먼(Jerome Groopman) 교수가 한 의사로부터 들은 말이다. 그루프먼 교수는 유능한 의학자이지만 정작 자신의 병은 고치지 못하는 환자였다. 그런 그에게 낫지 못한다는 생각부터 버리라는 의사의 말은 심장에 꽂혔다. 그리고 깨달았다. 불치라는 생각의 감옥에 갇혀 살았다는 것을!

건강하던 그는 운동을 하다 척추를 다친 후 환자가 되었다. 디스크 부상으로 척추 유합술을 받았지만 정상적으로 움직일 수 없었고 극심한 통증에 시달리게 되었다. 그 후 소문난 명의를 찾아다니며 온갖 치료를 받았지만 전혀 효과가 없었다. 결국 좋아하는 산책과 운동은 완전히 포기하고 진통제에 의지한 채 통증과 싸우면서 투병의 세월을 보냈다. 그렇게 19년을 살았다.

그런 그를 구원의 길로 이끈 것이 정형외과 의사 제임스 레인벨 박사이다. 치유를 완전히 포기했던 그에게 레인벨 박사는 희망부터 가지라고 강조했다. 나을 수 있다고 말하는 의사를 만난 것은 처음이었다. 그 희망의 말은 번개처럼 머리를 깨웠다.

더욱 놀라운 것은 그 순간 바로 극심하던 통증이 줄어들기 시작했다. 낫는다는 실낱같은 희망을 품었을 뿐인데 통증이 약해지는 것이 신기했다. 마음의 변화가 몸의 생리 작용을 순식간에 바꾼다는 것을 자각했고, 희망이 자신의 병을 치유할 수 있음을 깨달았다.

그루프먼 교수는 반드시 낫는다는 희망을 품고 재활 운동을 시작했다. 힘든 운동을 마친 후에는 딸아이와 즐겁게 춤을 추는 행복한 모습을 상상했다. 그럴 때면 건강한 에너지가 채워지는 것이 느껴졌다.

1년 후, 마침내 건강을 되찾았다. 수술 후유증으로 인한 오래된 신경 손상이자, 의학이 '불치'라고 규정한 병을 스스로 완치한 것이다. 그 후 희망의 생리 작용을 과학적으로 밝혀 환자들에게 희망을 처방하는 의사로 활동하고 있다. 그루프먼 교수는 저서《희망의 힘》을 통해 '진정한 희망이야말로 스스로 치유 작용을 촉진하도록 이끄는 강력한 촉매이자 치유의 핵심'이라고 강조한다.

의학적 불치병을 기적적으로 완치한 사례는 그루프먼 교수만의 특별한 이야기가 아니다. 세계적인 병원인 메닝거 클리닉의 엘머 그린(Elmer Green) 박사는 세계 곳곳에서 일어난 기적의 치유사례 가운데 4백여 건을 연구했다. 연구 대상은 암을 의학적 치료 없이 완치한 이들이다.

연구 결과 어떤 이는 종교에 의지해서, 어떤 이는 무언가를 열심히 먹고, 어떤 이는 산이나 특정 장소로 가서 자연적으로 치유했다. 심지어 4천 개의 빵을 먹으면 낫는다고 믿고 실천해 나은 사람도 있었다. 너무나 다양한 방법이었고, 공통점을 찾기가 힘들었다. 그린 박사가 오랜 연구 끝에 내린 결론은 이렇다.

"중요한 것은 어떤 방법을 쓰느냐가 아니라 환자의 낫는다는 생각이다. 의학적 치료 없이 암을 자연 치유한 이들은 자신이 반드시 낫는다는 확고한 믿음이 있었다."

신에게 기도하면 낫는다는 생각, 무언가를 먹으면 낫는다는 생각, 환경을 바꾸면 낫는다는 생각, 그 낫는다는 믿음이 그들에게서 찾은 공통분모라는 말이다. 병원에서 나을 수 없다는 불치 진단을 해도 환자 스스로 낫는다고 생각하면 완치한다.

낫는다는 생각, 즉 믿음의 치유력은 이미 과학적으로도 증명된 것이다. 생각의 물리적 작용을 구체적으로 이해할 만큼 과학이 발달하면서 공식적으로 의학적인 가치를 인정받았다. 이것을 의학계는 '플라세보 효과(placebo effect)'라고 부른다.

플라세보 이론을 처음 제기한 사람은 자기암시 전문가인 프랑스의 정신의학자 에밀 쿠에(Emile Coué) 박사이다. 그가 약사로 일할 때, 팔리고 없는 약을 간절하게 찾는 환자가 있어 유효 성분이 포함되지 않은 약을 준 적이 있다. 그런데 신기하게도 그 환자가 효과가 있다며 또 찾는 것을 보며 믿음의 치유력을 깨달았다. 플라세보는 약효가 없어도 자신이 낫는 약이라고 믿으면 실제로 낫는 현상을 말한다.

시한부 선고를 받고도 완치한 사람들

불치병 진단보다 더욱 심각한 '시한부' 선고를 받아도, 환자가 낫는다고 믿으면 나을까? 시한부 진단을 유쾌하게 날리고 완전한 건강을 되찾은 기적의 주인공들이 가능하다는 것을 증명한다.

《나는 행복한 암 환자입니다》의 저자인 나카야마 다케시 씨도 그 기적의 주인공 가운데 한 사람이다. 그는 52세에 위암이 재발하면서 위의 90%까지 잘라냈지만, 결국 온몸의 임파절로 전이되어 시한부 진단을 받았다.

그러나 그는 절망하지 않고 의학이 치료할 수 없다면 자신의 힘으로 반드시 완치한다고 다짐했다. 부모보다 먼저 죽는 불효를 할 수 없다고, 아내를 홀로 두고 일찍 세상을 떠날 수 없다고 생각한 것이다. 그는 비장한 각오로 스스로 의사가 되어 발병 원인을 찾아 바로잡는 생활을 하나씩 실천해 갔다.

자영업을 해온 그는 평생 과로와 과욕으로 스트레스에 시달려 왔다. 지나친 욕심과 인간관계의 갈등이 암을 일으킨 핵심 요인임을 자각하면서, 일을 접고 마음을 비우기 시작했다. 끝없이 더 많은 것을 바라는 욕심과 누군가에 대한 원망이 심신을 병들게 했다는 것을 절감했기 때문이다. 또 식생활을 비롯한 생활 전반을 건강하게 바꾸어 갔다.

반드시 낫는다는 생각에 집중한 그는 부단한 노력으로 4년 만에 완치했다. 건강한 심신으로 다시 일에도 복귀했다. 사람들은 그를 기적의 주인공이라고 불렀다. 하지만 정작 그는 당연한 결과라고 한다. 발병의 원인을 찾아 바로잡으면 누구나 완치한다고 믿기 때문이다.

이런 사실을 암 환자들에게 널리 알리고 싶었던 나카야마 씨는 1990년 암 환자 모임 '이즈미회(생명의 샘물)'를 만들었다. '암은 낫는다'는 슬로건을 내건 이즈미회는 차츰 회원 수가 늘어 2007년 800명을 넘어섰고, 일본의 대표적인 암 환자 단체가 되었다. 그리고 회원들의 연평균 생존율 95%라는 경이적인 기록으로 의학계를 놀라게 했다. 대부분 병원에서 포기한 말기 암 환자라는 점을 고려할 때 감탄할 만한 치료율이다.

재발한 말기 암으로 위의 90%를 잘라냈던 나카야마 다케시 씨. 그는 시한부 선고에도 반드시 낫는다는 생각으로 병을 부추긴 마음과 생활을 바꾸어 스스로 완치했다. 그리고 20년이 넘게 건강하게 생활하면서 환자들의 절망적인 마음을 희망으로 바꾸고 있다.

불치병은 없다, 불치라고 '생각하는' 환자가 있을 뿐

말기 폐암 환자 카노 사토루 씨는 6개월 시한부를 선고받고도 완치한 기적의 주인공이다. 그는 사고로 아들을 잃고 아내가 불구가 된 엄청난 시련을 겪을 때, 말기 암이라는 진단을 받았다. 자식의 죽음과 아내의 사고로 감당할 수 없는 충격과 슬픔이 발병을 부추긴 것이다. 그는 하늘을 원망했고, 차라리 죽고 싶은 심정이었다. 하지만 자신이 세상을 떠나면 장애인이 된 아내와 노모를 돌볼 사람이 없었다.

결국 그는 반드시 나아서 가족을 돌보자고 다짐한 후 치유의 길을 찾았다. 치유 공부를 시작하면서, 병원 치료 없이도 암이 나은 '자연퇴축자'들이 적지 않다는 것을 알게 되었다. 불치의 암도 의학적 치료 없이 나을 수 있다는 것을 아는 순간, '죽는다'는 생각이 '낫는다'로 바뀌었다. 그 후 마음 치유와 기공 수련 등을 실천하면서 완전한 건강을 되찾았다. 마음을 바꾸면 그 어떤 질병과 불행도 극복할 수 있다는 것을 깨달은 카노 씨는, 자신의 투병기를 만화로 그려 출간해서 사람들에게 널리 희망을 전했다.

병원의 시한부 진단을 받고도 완치한 이들은 많다. 그들의 공통점은 불치나 시한부 진단이라는 고정관념에서 벗어났다는 것이다. 의학이 포기한 병도 환자가 낫는다고 생각하면 낫는다. 불치병은 없다. 불치라고 '생각하는' 환자만이 있을 뿐이다.

담배와 육식을 즐기는
최고의 건강 마을

담배에는 수많은 발암물질이 있고, 육식 중심의 식생활이 건강에 해롭다는 것은 현대인의 일반적인 상식이다. 그런데 이런 생각이 없다면 어떨까? 그저 맛있게 육식과 담배를 즐긴다면 건강에 어떤 영향을 미칠까? 그 답을 알 수 있는 한 연구 결과를 보자.

심장병이 미국의 사망 원인 1위였던 1960년대의 일이다. 펜실베이니아주에 이탈리아 이민자들이 모여 사는 '로제토'라는 마을이 있었다. 이곳 주민 중 65세 이하는 심장 질환자가 없고, 65세

이상에서도 심장 마비 사망률이 미국 평균의 절반 수준으로 나타났다. 의사들이 납득할 수 없는 건강 지수였다. 오클라호마대학교 의과대학 스튜어트 울프(Stewart Wolf) 교수는 로제토 마을의 건강 비결을 알아내기 위해 연구팀을 이끌고 그곳으로 갔다.

"다들 날씬하겠지. 아마도 그 마을에서 생산되는 특별한 전통 식품을 먹을 거야. 아니면 요가 같은 남다른 운동법이 있을지도 몰라. 건강 비법을 모두 알아내자."

울프 교수는 건강촌을 연구하는 학자들이 주로 내놓는 특별한 식단과 운동을 예상하면서 로제토 마을에 도착했다.

그런데 예상은 완전히 빗나갔다. 우선 마을 주민들이 대부분 날씬하지 않았다. 약간 뚱뚱한 과체중 상태였고, 건강을 위한 운동을 따로 하지도 않았다. 식단도 채식 중심일 것이라는 예상과 달리 대부분 육식과 지방을 많이 섭취했다. 더욱 놀라운 것은 많은 주민이 애연가였다. 담배와 육식이 건강에 해롭다는 고정관념 없이 그저 맛있게 육식과 흡연을 즐겼다. 환경이 비슷한 인근 마을도 조사했지만 다른 마을은 심장 마비 사망률이 높았다. 연구팀의 마지막 추측은 유전적 요인이었다. 건강에 나쁜 생활을 하는데도 가장 건강한 집단이기 때문에 로제토 사람들에게 심장병을 막아주는 특별한 유전자가 있다고 예상했다. 하지만 미국의 다른 지역에 흩어져 사는 로제토 출신 사람들을 추적해 심장병 발병률을 조사한 결과 그들은 특별하게 건강하지 않았다.

연구팀은 인내심을 갖고 끝까지 답을 찾았다. 마을 주민들을 일일이 인터뷰하면서 알게 된 사실은, 그들 대부분이 화목한 가정을 꾸리고 즐거운 마음으로 산다는 것이다. 또 마을 전체가 공동체를 이루어 서로 돕고 의지하며 사는 유대감이 강했다. 거리에서 만나면 반갑게 환담을 나누고, 이웃 간에 음식을 나누어 먹는 것이 일상이었다. 연구를 진행하는 동안 가족이나 이웃과 다투는 모습을 한 번도 본 적이 없었다. 자살자도 없고, 알코올과 마약 중독자도 없었다. 한마디로 유달리 밝은 마음을 가진 사람들이었다. 오랜 연구 끝에 울프 교수가 내린 결론은 이렇다.

"로제트 주민들의 건강 비결은 유전, 환경, 식생활, 운동 등 물리적인 것이 아니라 바로 마음이다."

유대감이 강한 공동체를 이루고 서로 정을 나누며 사는 주민들의 밝은 마음이, 그들의 건강을 발암 물질로부터 너끈히 지켜냈던 것이다. 건강에서 가장 중요한 요소가 '마음'이라는 것을 세상에 알린 연구 결과이다. 이 실험 결과로 공동체적 마인드, 즉 서로 사랑을 나누며 함께 살아가는 마음이 건강에 좋다는 '로제토 효과(roseto effect)'라는 말까지 생겨났다.

하지만 안타깝게도 로제토의 건강 신화는 시간이 가면서 무너졌다. 점점 개인주의와 경쟁의식에 물들고 공동체 마인드가 붕괴

되면서 심신의 건강 지수도 평준화되었다.

　육식과 담배를 즐기는 이들조차 최고의 건강 집단으로 만든 것이 바로 '마음'이다. 우리의 마음에는 어떤 발암 물질도 척척 해독하고 건강을 지키는 막강한 힘이 있다.

1주일에 20년 젊어진
노인들의 비밀

"20년 전으로 돌아가서 젊어졌다고 생각하고 지내세요."

생각을 바꾼다면 생체 시계를 거꾸로 돌려서 젊어지는 것도 가능할까? 답은 놀랍게도 '가능하다'이다. 그런 사실을 증명한 하버드대학교 엘런 랭어 교수의 독특한 실험을 보자.

"20년 전인 것처럼 연기하라는 게 아닙니다. 가급적 진심으로 그때의 자신으로 돌아가서 일주일간 생활하는 것이 이번 실험의 과제입니다."

"뭐라고요?"

특별한 실험을 위해 외진 별장에 모인 70~80대 고령자들은 특이한 주문을 받았고, 모두 당황했다. 말도 안 되는 이상한 실험을 한다며 투덜거렸다.

별장은 20년 전의 일반 가정을 완벽하게 재현한 공간이었다. 그때 유행한 인테리어와 가구로 당시의 생활 환경을 그대로 옮겨 놓았다. 투덜거렸던 실험 참가자들은 시간이 지나면서 점차 적응해 갔다. 흑백 텔레비전으로 당시의 뉴스와 스포츠 경기, 인기 있었던 쇼를 보고, 라디오를 통해 유행했던 음악을 들으면서 자연스럽게 20년 전으로 돌아간 것이다.

보고 듣고 말하고 생각하는 환경이 완벽하게 바뀌자 그들의 행동도 달라지기 시작했다. 실험 참가자들은 대부분 제대로 걷지도 못하고, 기력이 없어 가족들에게 의지하며 산 고령자들이다. 하지만 실험에 참여한 후 서서히 주체적이고 적극적인 모습으로 바뀌어 갔다.

이 특이한 실험의 결과는 실로 충격적이었다. 실험 전과 비교해서 참가자 전원의 건강 지수가 20년 정도 젊어진 것으로 나타났다. 구부정하던 허리가 펴지면서 키가 커지고, 시력과 청력이 좋아지고, 관절이 유연해지면서 관절염이 호전되고, 근력과 혈압이 개선되고, 기억력과 인지 능력 등 뇌 기능까지 좋아지는 놀라운 변화를 보였다. 얼굴에 주름이 펴지고 허리가 꼿꼿해지면서 지팡이를 버린 노인까지 있었다. 단 일주일 만에 말이다.

세계적으로 주목받은 이 실험을 랭어 교수는 '시계 거꾸로 돌리기 실험(counter clockwise study)'이라고 부른다. 마음의 시계를 거꾸로 돌리면 몸의 시간까지 되돌려 며칠 만에 젊어진다는 기적을 보여줌으로써 마음의 힘이 얼마나 무한한지를 세상에 알린 셈이다.

이 놀라운 실험은 방송 프로그램으로도 제작되었다. 랭어 교수의 자문을 받아 영국 BBC의 '더 영 원스(The Young Ones)'라는 프로그램에서 실험을 진행했다. 실험에 참가한 이들은 노인이 된 왕년의 스타들이었다. 일주일간의 실험 결과는 랭어 교수의 결과와 같았다. 뇌졸중 후유증으로 휠체어에 의지해온 팔순의 여배우는 휠체어를 버리고 혼자 걸었고, 거동조차 힘들었던 원로 방송인은 무대에 나와 탭댄스까지 추었다.

우리나라에서도 방송을 통해 같은 실험을 진행했다. EBS의 '황혼의 반란'이라는 프로그램에서 왕년의 스타 5명을 대상으로 일주일간의 시간 여행을 한 결과, 역시 심신의 전반적인 건강 지수가 젊어지는 동일한 결과가 나왔다. 특히 86세의 한 참가자는 마치 성형 수술을 한 것처럼 젊어져서 의사들을 놀라게 했다. 혈압이 낮고 근육량이 적었던 그녀는 일주일 만에 정상 혈압이 되고, 근육도 0.4kg 증가했다. 하체에 힘이 생기면서 걷는 속도가 빨라졌고, 왼쪽 시력이 0.4에서 0.8로 좋아졌다. 가장 놀라운 것은 뇌 기능의 개선이다. 학습 능력과 언어 능력 등 인지 능력 전반이 신기할 정도로 향상되었다.

실험 참가자 모두가 마음의 시계를 거꾸로 돌리자 몸의 시계가 노화를 역행한 것으로 나타났다. 마음을 온전히 젊은 시절로 돌릴 수 있다면, 몸도 저절로 젊어진다는 것을 마술처럼 증명해 보인 것이다.

몸을 지배하는 마음의 힘이 엄청나다고 말하는 랭어 교수는 저서 《마음의 시계》를 통해 '자신이 설정해놓은 한계로부터 해방되어 스스로 건강을 지키는 수호자가 돼라'고 강조한다. '나이가 들면 병약해지고 심신의 건강이 무너진다'는 노화에 대한 인식조차 우리가 만든 편견이라는 말이다. 노화에 대한 고정관념을 모두 지우면 어떻게 될까? 세상을 떠나는 그날까지 건강하고 생생하게 살 것이다.

암, 디스크 질환, 바이러스가 있어도 건강한 사람들

많은 사람들이 척추 디스크가 탈출하고, 병원균이나 바이러스에 감염되고, 악성 종양이 생기면 건강할 수 없다고 생각한다. 하지만 이것 또한 우리가 만든 고정관념이다.

하버드대학교 의과대학 출신의 로저 메이어 박사와 로버트 해거티 박사의 연구 결과를 보자. 이 연구팀은 어떤 사람이 병에 걸리는지 답을 찾기 위해 1년간 100명을 관찰했다. 3주마다 사람들의 목구멍 조직에서 폐렴이나 중이염 등의 원인이 되는 병원성

연쇄상구균을 점검한 결과, 병원균을 가지고 있는 이들 가운데 52%는 병에 걸리지 않았다.

그러나 가족 갈등, 정신적 충격, 심리적 고통 등의 스트레스를 겪은 사람들은 연쇄상구균으로 인한 질환과 다른 호흡기 질환의 발병률이 4배나 올라갔다. 만성적으로 심리적 스트레스에 시달리는 사람은 이보다 더 높은 발병률을 보였다.

연구팀은 유해 병원균이나 바이러스보다 문제가 되는 것은 심리적 스트레스, 즉 '마음'이라는 결론을 내렸다. 마음이 평온하면 병원균이나 바이러스조차 힘을 쓰지 못한다는 말이다. 생각과 감정이 밝은 사람은 치명적인 바이러스에 감염되어도 그런 사실조차 모른 채 지나간다.

스위스에서도 유사한 연구 결과가 발표되었다. 이 연구에서는 별다른 불편 없이 건강하게 사는 성인을 대상으로 척추 X선 검사를 실시했다. 검사를 맡은 정형외과 의사들은 누구의 것인지 모른 채 단지 판독과 진단만 담당했다.

그 결과는 의학계를 깜짝 놀라게 만들었다. X선 사진의 1/3 정도가 심각한 척추 손상으로 수술이나 다른 적극적인 치료가 필요하다는 결과가 나왔기 때문이다. 척추 사진의 주인들은 모두 건강하게 사는데 말이다. 이 모순된 결과에 대해 의학 박사이자 저널리스트인 베르너 바르텐스(Werner Bartens)는 저서 《몸의 행복》을 통해 이렇게 말한다.

"성인의 절반 정도는 40년 넘게 척추 디스크에 문제를 가지고 산다. 하지만 대부분 자신이 그렇다는 것을 알지 못한다. 모르는 것이 더 낫다!"

척추 디스크가 탈출하면 아프다는 생각 자체가 우리가 가진 잘못된 편견이라는 말이다.

몸의 병적 이상에도 건강을 지키는 마음의 힘

그렇다면 악성 종양은 어떨까? 말기 암 환자라도 건강할 수 있을까? 일본의 암 전문가인 외과 의사 다케나카 후미요시 박사의 환자를 보면, 말기 암 환자도 건강하게 살 수 있다는 것을 알 수 있다.

그 환자는 중년의 유방암 환자였다. 다케나카 박사에게 수술을 받고 정기적으로 치료를 받는 상황이었다. 수술 후 1년 반이 지나자 암세포가 뼛속까지 전이되어 회복될 가능성이 전혀 없는 상태가 되었다. 그나마 다행스러운 것은, 고통스러운 통증이 없었다. 다케나카 박사는 환자에게 절망적인 상황을 바로 알리지 못했다. 말할 기회를 찾으면서 우선 환자에게 이렇게 말했다.

"이제부터는 치료를 받지 않아도 되니까 집에 가서 푹 쉬면 됩니다. 만약 통증이 있으면 찾아오세요."

그 후 7년이 지난 어느 날, 병원 입구에서 건강한 그녀와 우연히 마주쳤다. 그렇게 살아있다는 사실이 믿기지 않았다. 그동안 어떻게 지냈는지 물었더니 그녀는 웃으며 답했다.

"그때 선생님께서 집에서 쉬면 된다고 하셔서 그렇게 했습니다. 푹 쉬니까 컨디션이 계속 좋아지던데요? 제게 병원 치료가 필요 없을 만큼 나았다고 하셨잖아요."

다케나카 박사는 그녀에게 검사를 권했고, 촬영한 사진으로 상태를 확인했다. 암세포가 온몸에 퍼져있던 7년 전과 비교해 좀 줄어든 정도였다. 하지만 악성 종양이 사라지지 않았는데도, 그녀는 아무런 병세를 보이지 않고 건강하게 살았던 것이다.

그녀의 건강을 극적으로 회복시킨 것은 '안심할 만큼 나았다'라는 생각, 즉 편안한 마음이었다. 의사가 치료를 포기하고 병원에 오지 말라고 한 말을 그녀는 많이 나아서 치료가 끝났다는 말로 받아들인 것이다. 그리고 자신의 생각대로 건강하게 살았다.

척추가 삐뚤어져도, 바이러스에 감염되어도, 암세포가 말기 수준으로 전이되어도 건강하게 살 수 있다. 아프다는 생각과 어두운 마음을 모두 비울 수 있다면 말이다.

음식을 먹지 않고 사는데 건강한 이유

'인간은 먹어야 산다'는 생각을 '먹지 않아도 건강하다'로 바꾸면 어떨까? 이 말도 안 되는 생각을 직접 실험한 후, 실제로 먹지 않고도 건강하게 사는 사람이 있다.

바로 스위스의 과학자인 미하엘 베르너(Michael Werner) 박사이다. 화학 박사인 그는 운동을 즐기고 사람들과 어울리기 좋아하는 활동적이고 사교적인 사람이다. 그런 그가 음식을 먹지 않기 시작한 것은 안 먹고도 건강하게 사는 사람을 만난 후였다. 처음엔 단

순히 호기심이 발동해서 시작한 일이다.

베르너 박사는 3주간의 단식 계획을 세웠고, 첫 주는 아무것도 먹지 않았다. 2주째는 물을 탄 과일 주스를, 3주째는 농축된 과일 주스를 마셨다. 3주가 지나자 몸이 완전히 적응했다는 것을 알았다.

"불가능한 일이 아니라 가능하다고 믿으면 가능해집니다. 배고프다는 생각에 집중하지 않으면 배고픔도 못 느껴요."

베르너 박사는 '먹지 않으면 배고프다'는 생각만 지우면 몸은 거기에 맞춰 스스로 돌아간다고 한다. 2001년에 시작한 단식은 지금까지 이어져 하루에 커피 4잔, 과일 주스 2잔만 마시면서 산다.

더욱 놀라운 것은 심신의 건강한 변화다. 음식을 입에 대지 않은 후로 그는 아픈 적이 없다. 심신에 활력이 넘치고, 집중력과 기억력이 개선되고, 피로 회복 속도도 빨라져서 수면 시간이 5시간으로 줄었다.

우리는 '충분히 먹어야 산다'고 알고 있다. 단백질, 탄수화물, 지방, 비타민, 무기질 등 필수 영양소를 골고루 먹지 않으면 병약해진다는 것이 인류의 건강 상식이다. 이 상식을 완전히 뒤엎은 베르너 박사는 놀랍도록 건강하다.

그의 신기한 생활은 단연 의학계에 주목을 받았다. 학자들이 두 차례에 걸쳐 그의 생활을 점검하고 건강 상태를 정밀 분석한 후 '안 먹고도 건강한 것이 사실'이라고 받아들였다.

"어떻게 음식을 안 먹고 건강하게 살 수 있는지 저도 완전히 알지는 못합니다. 다만 음식도 마음의 문제라는 것만 깨달았죠. 저는 빛을 먹고 사는 셈입니다. 우주 에너지, 정기라고도 할 수 있지요."

베르너 박사는 저서 《빛으로 사는 삶(Life From Light)》을 통해 마음의 무한한 힘을 전하고 있다.

우주의 에너지를 먹고 사는 호흡식가

음식을 거의 먹지 않고 건강하게 사는 사람은 베르너 박사 혼자만이 아니다. 우리나라에도 있다. 《또 하나의 나를 보자》의 저자 양애란은 45년이 넘는 세월 동안 물만 먹고 살아왔다. 13세부터 식욕이 없어지면서 음식을 끊은 그녀는 참사랑을 깨닫고 기도하는 삶을 살고 있다.

음식을 먹지 않고 사는 이들이 늘어나면서 그들을 지칭하는 말까지 생겼다. 바로 '호흡식가(breatharian)'이다. 채소만 먹는 사람을 '채식가'라고 부르듯, 호흡만으로 우주 에너지를 먹는 사람을 뜻한다. 호흡식가들의 모임도 있고, 호흡식을 가르치는 수련 프로그램도 있다.

먹지 않고도 건강한 아이를 출산한 부부도 있다. 미국 캘리포니아에 사는 아카히 리카도(Akahi Ricardo)와 카밀라 카스텔로(Camila Castello)가 그 주인공이다. 2008년부터 호흡식을 시작해 일주일에 3회 야채 수프만 먹고 사는 이들은 음식을 끊은 후 심신이 더욱 건강해졌다.

최상의 건강 상태를 유지하면서 건강한 아이도 출산했다. 아이를 가졌을 때는 태아를 위해서라도 더 잘 먹어야 한다는 고정관념을 완전히 깬 것이다. 이 부부는 누구나 음식 대신 우주의 에너지만으로 건강하게 살 수 있다는 것을 세상에 전하는 열렬 호흡식가다.

과일 주스나 물조차도 먹지 않고 사는 궁극의 호흡식가도 있다. 세계적인 영성지도자인 빅토르 트루비아노(Victor Truviano)도 그들 가운데 하나이다. 아르헨티나 출신의 40대인 그는 20대 후반에 호흡식을 시작했다. 주스만 먹는 유동식에서 물만 마시는 수식의 단계를 거쳐, 10년 전부터는 오직 호흡으로만 에너지를 받는다. 그의 생활 방식과 건강 상태를 검증한 과학자들은 건강 나이가 20대처럼 젊다며 놀라워했다. 어린 시절 특별한 영적 체험을 한 후 꾸준히 영성수련을 해온 트루비아노는 전 세계를 다니며 고요한 마음에 이르는 길을 전하고 있다.

음식을 먹지 않고 건강하게 사는 이들은 전 세계에 수천 명 정도로 추산된다. 이들은 '잘 먹어야 건강하다'는 생각을 '안 먹어도 건강하다'로 바꾸어 실제로 그렇게 살고 있다. 음식을 먹지 않고도 최상의 건강을 지키는 힘. 그 기적 같은 힘이 바로 당신의 마음에도 있다.

왜 가짜 수술자가 진짜 수술자보다 건강할까?

낫는 수술이라고 믿으면 가짜 수술도 효과가 날까? 그 답을 알수 있는 흥미로운 연구 결과가 있다.

1950년대 내유동맥 묶음술(internal mammary artery ligation)이라는 심장병 수술이 유행했었다. 가슴을 열고 손상된 동맥을 묶어 혈액의 흐름을 막으면 새로운 혈관이 만들어져 더 많은 혈액이 심장에 공급될 것이라는 이론에서 시작된 수술이다. 당시 대대적으로 유행했지만 실제로 신생 혈관이 생성되는지는 아무도 몰랐다.

1955년 시애틀의 심장외과 의사인 레너드 코브(Leonard Cobb) 박사는 이 수술법의 효과에 대한 의문을 품고 환자의 절반은 진짜 수술을 하고, 나머지 반은 가짜 수술을 했다. 가짜 수술을 받은 환자들도 진행 과정은 동일했다. 혈관은 손도 대지 않았지만, 피부를 절개하는 등 진짜 수술을 하는 것과 똑같은 절차로 진행되었다. 환자들은 진짜 수술을 받았다고 철석같이 믿었다.

결과는 놀라웠다. 가짜 수술을 받은 환자들의 가슴 통증이 줄어든 것으로 나타났다. 수술하는 척만 했는데도 효과를 보인 것이다. 더욱 놀라운 것은 심지어 가짜 수술팀이 더 큰 효과를 보였다는 점이다. 진짜 수술팀의 67%, 가짜 수술팀의 83%에서 가슴 통증이 약화되어 약 복용량이 줄었다. '수술을 받으면 건강해진다'는 믿음이 강한 환자들이 가짜 수술팀에 더 많았다는 의미일 것이다.

이 놀라운 가짜 수술 이야기는 최근 연구에서도 볼 수 있다. 2002년 베일러대학교 의과대학 브루스 모즐리(Bruce Moseley) 박사는 무릎 통증을 호소하며 제대로 걷지 못하는 고령의 환자 180명을 대상으로 무릎 연골의 괴사 조직을 제거하는 진짜 수술과 가짜 수술을 실시했다.

가짜 수술이지만 진짜 수술과 똑같은 절차로 진행되었고, 환자들은 그런 사실을 전혀 몰랐다. 결과는 50년 전의 심장병 수술 때와 같았다. 수술 후 환자들은 대부분 통증이 줄었다고 답하며 정상적으로 걸었다. '의사에게 수술을 받았으니 나을 것'이라는 환자들의 생각이 실제로 효과를 낸 것이다.

그 후 환자들의 생활을 2년 동안 관찰한 결과, 가짜 수술팀의 운동성이 더욱 활발하게 개선된 것으로 나타났다. 무릎 통증으로 지팡이에 의지해 걷던 고령의 환자가 가짜 수술을 받은 후 손자들과 농구를 즐기는 모습이 방송으로 소개되기도 했다. 그 사실에 매우 놀랐다는 모즐리 박사는 이렇게 말한다.

"우리가 하는 무릎 연골 수술이 가짜 수술만도 못하다는 건 솔직히 놀랐습니다. 결국 수술의 가장 큰 목표는 환자의 생각을 바꿔놓는 것이 아닐까 싶습니다."

최고의 의술은 환자에게 낫는다는 믿음을 심는 것이라는 말이다. 낫는다고 생각하면 극단적인 상황에서도 낫는다. 반드시 낫는다는 생각이 최선의 약이고, 최고의 수술이다.

말 한마디로 중병을 치료한
하버드대학교 심장 전문의

"이렇게 헌신적으로 간호하는 착한 애인이 있으니 빨리 결혼해야겠어요."

"곧 죽을 것 같은데 어떻게 결혼을 합니까?"

"얼마나 생이 남았는지는 아무도 모릅니다."

"주치의 선생님이 앞으로 5년은 살 수 있다고 보증해주시면, 지금 당장 결혼하겠습니다. 보증서를 좀 써주세요."

"음! 좋습니다. 써드리죠."

어느 의사가 죽을병에 걸린 중환자와 상담하면서 5년 생존을 장담하는 생존 보증서를 써주었다. 죽음을 앞두고 있던 그 환자는 뛸 듯이 기뻤고, 신기하게도 그날 이후 빠르게 회복되어 10년 넘게 건강하게 살았다.

이 동화 같은 이야기에 등장하는 의사가 바로 저명한 심장 전문의인 하버드대학교 의과대학의 버나드 론(Bernard Lown) 교수다. 《잃어버린 치료기술》의 저자인 론 교수가 죽어가는 환자에게 생존 보증서까지 써주는 특별한 의사가 된 데는 이유가 있다.

그가 과장 의사의 회진을 따라다니던 인턴 시절의 이야기다. 어느 날 병동을 회진하던 과장이 한 환자를 본 후 "전형적인 TS를 보인다"라고 말했다. TS는 심장 판막 협착증을 일컫는 의사들의 은어로 그다지 위험한 증상은 아니다. 하지만 의학 용어에 대해 약간의 상식이 있던 그 환자는 갑자기 얼굴이 창백해졌고, 회진을 마치고 돌아가는 젊은 의사 론을 붙잡고 물었다.

"TS는 Terminal Situation(말기 상황)이라는 말이죠. 그럼 이제 저는 끝이군요?"

"약자를 오해하셨어요. 심장 판막이 좁아진다는 뜻으로 심각한 증상이 아닙니다."

론은 자세하게 설명한 후 걱정할 필요가 없다고 했다. 그러나 그 환자는 인턴의 설명을 단지 위로의 말이라고 여겼고, 자신이 죽음에 처했다고 생각했다. 그러자 실제 환자의 상태가 급격하게 악화되어 호흡 곤란이 찾아왔고, 폐에 물이 차기 시작했다. 그 믿기지 않는 상황이 환자의 마음에서 비롯된 것임을 깨달은 론은, 과장에게 자초지종을 설명하고 환자를 빨리 안심시켜주기를 부탁했다. 단지 환자의 오해로 순식간에 병세가 악화된다는 것을 믿지 않았던 과장은 바쁜 진료 일정을 마치고 환자를 보러 갔다. 하지만 그때는 이미 환자가 세상을 떠난 후였다.

그 일을 통해 론 교수는 의사의 말이 환자의 생명을 좌우할 만큼 중요하다는 것을 뼈저리게 자각했다. 생사를 가를 만큼 엄청난 힘을 가진 것이, 바로 우리의 마음이라는 것을 깨달은 것이다.

말기 상태에서 죽어가던 환자가 의사들의 대화를 오해해서 기적적으로 살아난 일도 있었다. 당시 환자의 심장 상태는 최악이었고, 치유될 가능성이 거의 없었다. 병실 회진을 하면서 론 교수는 인턴들에게 "완전히 서드 사운드 갤럽을 보인다"라고 말했다.

심장의 말기 상태를 뜻하는 갤럽(gallop)이라는 의학 용어를, 말이 질주하는 모습이라는 일반 용어로 이해한 그 환자는 자신의 심장이 달리는 말처럼 건강하다고 받아들였다. 죽음 직전에 있던 환자는 그 말을 들은 후부터 빠르게 호전되어 결국 완치했다. 론 교수는 기적적인 치유에 깜짝 놀랐고, 환자가 의사의 말을 착각하고 희망을 가진 덕에 살았다는 것을 알게 되었다.

죽음을 앞둔 환자에게 생존 보증서를 써준 것도 그 때문이다. 생존을 보증해준 환자는 중증 심근염과 심장확장증으로 말기 상태에 있는 남자 환자였다. 론 교수의 눈에도 회복할 가능성이 거의 없어 보였다. 하지만 생존 보증서를 써달라는 환자의 부탁에 마음의 힘을 믿으면서 흔쾌히 써주었다. 그 환자는 5년 생존 보증서를 받은 날부터 기적처럼 회복했고, 결혼해서 10년 넘게 건강하게 살았다.

론 교수는 절망하는 환자들에게 항상 희망의 진단을 했다. '걱정할 필요가 없다', '곧 낫는다', '오래 살 것이다'는 말로 치유에 대한 믿음부터 심었다. 불안한 환자도 그와 상담을 마치면 싱글벙글 웃으면서 돌아갔고, 실제로 건강하게 살았다. 말 한마디로 중병 환자들을 척척 치유한 론 교수야말로 명의 중의 명의일 것이다.

주술사의 기적부터 현대 의학자의 기적까지

인류가 역사를 시작한 이래 어느 시대나 기적적인 치유담이 있었다. 현대 의학이 태동하기 전에도 의술은 있었고, 죽음 직전에 있던 환자가 기적적으로 나았다는 기록이 있다. 주술사나 성직자를 통하거나 자연에서 얻은 무언가를 이용한 기적의 치유가 전해진다. 신에게 기도하면, 영험한 사람의 힘을 빌리면, 특별한 비법을 쓰면 반드시 낫는다는 환자의 생각이 결국 기적을 만든 것이다.

노벨 평화상을 수상한 알베르트 슈바이처(Albert Schweitzer) 박사는, 아프리카 주술사들의 원시적인 치유법을 어떻게 보느냐는 질문에 이렇게 답했다.

"주술사가 치료에 성공하는 것은, 현대 의학을 전공한 우리 같은 의사들이 성공하는 것과 같은 이유다. 모든 환자의 내면에는 더없이 훌륭한 의사가 있고, 그 내면의 의사를 잘 움직이게 할 수 있다면 모든 게 해결된다."

인류애를 실천하면서 마음의 힘을 간파한 '사랑의 의사'다운 말이다. 미국에서 현대 의학을 개척한 의학자이자, 20세기 최고 명의 가운데 한 사람으로 꼽히는 윌리엄 오슬러(William Osler) 박사도 치료 비법을 묻는 말에 비슷한 답을 했다.

"지금까지 내가 많은 환자를 치료할 수 있었던 것은 본질적으로 내가 구사한 치료법 때문이 아니다. 그 치료법의 효과에 대한 환자의 믿음과 마음을 평안하게 해주는 간호 덕분이다."

저명한 의사에게 치료를 받았으니 나을 것이라는 환자의 믿음이 치유력을 높였다는 설명이다. 환자에게 낫는다는 믿음을 심고 병으로 생긴 불안한 마음을 편안하게 해주는 것이 최고의 치료라는 말이다.

세상에는 무수히 많은 치료법이 있다. 하지만 진정한 치유 작용은 그 치료법을 받아들이는 환자의 마음에서 일어난다. 우리의 마음이 바로 만병통치와 무병장수로 이끄는 최고의 의사다.

기적이 잠자는 당신의 마법 창고

생각을 바꾸면 몸이 변하고 삶이 변한다. 단지 생각을 바꾸어 불치병을 치료하고, 발암 물질을 해독하고, 죽음 앞에서도 살아나고, 먹지 않고도 건강하게 살고, 1주일 만에 20년 젊어지는 일도 가능하다. 한계가 없는 힘이 우리의 내면에 존재한다.

하지만 많은 사람이 생각의 틀에 갇혀 산다. "나는 선천적으로 약한 체질이야", "병원에서 낫지 못하는 병이래", "나이 들면 원래 다 골골하지", "내겐 아무런 힘이 없어"라고 말하며 현실에서 보고 듣고 경험한 수많은 고정관념 속에서 살아간다.

세상은 어떻다고 정의한 사회적 편견들, 과거의 경험으로 얻은 고정관념들, 자신이 설정한 수많은 한계를 모두 지우고 새로운 생각을 가질 수 있다면 기적 같은 힘이 깨어난다.

'나는 무한한 치유력과 잠재력을 가진 기적의 존재다! 치유하

지 못할 병도, 이루지 못할 일도 없다!'

이렇게 생각을 바꾸는 순간 내면의 마법 창고가 활짝 열린다. 지금 당신의 마음에도 깨어나길 기다리는 무한한 힘이 잠자고 있다.

우리의 마음에는 한계가 없는 무한대의 힘이 있다. 인류의 스승들이 강조해온 이 불멸의 진리가 21세기 천재 과학자들에 의해 불변의 법칙으로 증명되었다. 오늘날 과학은 마음의 힘을 설명하는 최고의 언어다. 왜 우리가 기적의 존재인지 철저하게 과학의 눈으로 이해해보자.

PART
2

기적이 일어나는
과학적 이유

정신 신경 면역학,
마음에 따라 면역력이 변한다

아득히 오랜 세월 동안 기적은 특별한 소수에게만 가능한 불가사의한 일이었다. 논리적으로 이해할 수 없었기 때문이다. 신비주의자들의 전유물이었던 기적이 21세기 첨단 과학에 의해 마침내 그 메커니즘이 규명되었다.

마음 상태에 따라 면역력이 변한다는 것을 밝힌 '정신 신경 면역학', 생각하는 대로 뇌와 몸이 변한다는 것을 밝힌 '뇌 과학', 마음이 유전자의 활동을 바꾼다는 것을 밝힌 '후성 유전학', 생각이 현실을 창조하는 에너지라는 것을 밝힌 '양자 물리학'에 이르기까지, 오늘날의 과학은 우리 모두가 무한한 힘을 가진 기적의 존재라는 사실을 구체적으로 밝혀냈다. 이것은 곧 우리는 누구나 건강한 심신과 원하는 인생을 만들 수 있다는 말이다. 이 얼마나 멋진 일인가!

세계적인 석학들이 인류가 발견한 가장 위대한 업적이라고 말하는 마음의 위대한 힘을, 철저히 과학의 매스로 해부해보자. 그래야 불치, 불가능, 불행에서 비로소 자유로워질 것이다. 마음이 어떻게 몸과 삶을 바꾸는지를 제대로 이해할 때 고정관념에 갇혀 있던 힘이 빠져나온다. '앎'이 바로 '삶'의 강력한 에너지로 작용할 것이다.

생각에 따라 변하는 신경 화학 물질

몸과 마음이 하나로 연결되어 있다는 것이 본격적으로 알려진 것은, 1970년대 방대한 양의 신경 전달 물질과 신경 펩타이드가 발견되면시부터다. 이들 신경 화학 물질은 우리의 생각과 감정에 따라 변하고, 순식간에 온몸으로 전해져 몸 전반의 생리 작용을 변화시킨다.

생화학 분야의 세계적 권위자인 신경 과학자 캔디스 퍼트(Candace Pert) 박사는 몸과 마음을 연결하는 신경 화학 물질을 가리켜 '감정을 지닌 분자들'이라고 표현했다. 또한 우리 몸의 세포의 분자 수용체가 감정이 보내는 화학적 반응에 춤을 추듯이 반응한다고 했다. 생각과 감정이 화학적 메시지로 전환되어 몸 전반에 영향을 미친다는 말이다.

우리의 마음 상태에 따라 신경 펩타이드라고 불리는 화학 물질이 만들어진다. 이 화학 메신저는 혈액을 타고 불과 몇 초 만에 온몸으로 전해진다. 그리고 몸 전체 세포의 특정 수용체로 들어가서 유전자의 단백질 합성에 관여한다. 어떤 단백질이 생성되느냐에 따라 몸이 변한다. 이것이 바로 '생각'이 '몸'의 실체가 되는 과정이다.

우리의 마음 상태, 즉 생각과 감정은 신경 화학 물질을 통해 신경계, 내분비계, 면역계 등 온몸에 바로 영향을 미친다. 그래서 퍼트 박사는 우리의 치유 메커니즘이 감정에 의해 지배된다고 했다. 특정 감정과 연결된 특정 화학 물질을 통해 온몸의 생리 작용이 변하고 치유력에 직접적인 영향을 준다는 말이다.

정신 신경 면역학의 발달로 마음과 면역력의 관계를 보다 구체적으로 이해할 수 있게 되었다. 그 연구 결과를 종합하면 이렇다.

우리가 사랑, 행복, 희망, 감사, 믿음, 기쁨, 용서, 평화 등의 밝은 마음일 때는 도파민, 엔도르핀, 엔케팔린, 세로토닌, 옥시토신 같은 화학 물질이 분비되어 면역계의 중심인 백혈구를 강화하는 생리적 변화를 낳는다. 미국의 로마린다대학교 의과대학 리 버크(Lee Burke) 교수 연구 결과에 따르면, 밝은 마음으로 웃으면 백혈구 가운데 특히 암세포와 바이러스에 감염된 세포를 없애는 NK세포(natural killer cell, 자연 살해 세포)가 강화되었다.

반면 분노, 불안, 우울, 절망, 슬픔, 불만, 걱정, 후회, 의심 등의 어두운 마음일 때는 노르아드레날린, 아드레날린, 코르티솔 같은 화학 물질이 분비되어 온갖 스트레스 반응을 일으킨다. 심신이 긴장하고, 혈압과 혈당이 오르고, 면역 기능과 소화 기능 등이 저하되어 만병을 부추긴다. 스탠포드대학교 의과대학 연구팀 역시 모든 병의 적어도 95%는 스트레스, 즉 어두운 마음 때문이라고 밝힌 바 있다.

부정적인 감정을 대표하는 분노는 많은 학자들이 발병의 주요 원인으로 꼽는다. 듀크대학교의 정신의학자 레드포드 윌리엄스(Redford Williams) 교수의 연구 결과에 따르면 분노는 혈압을 올리고, 심장병을 부추기고, 감염에 대한 저항력을 떨어뜨리며, 암세포를 없애는 NK세포를 약화시켰다. 윌리엄스 교수는 분노가 사람을 죽인다고 단언한다.

미국의 심장 전문의 마이어 프리드먼(Meyer Friedman) 박사와 레이 로젠먼(Ray Rosenman) 박사의 연구 결과도 같다. 분노심이 강한 사람이 일반인의 평균치보다 심장병과 같은 순환기 질환에 걸릴 확률이 5배 이상 높은 것으로 나타났다. 노스캐롤라이나대학교의 윌리엄 달스트롬(William Dahlstrom) 교수의 연구 결과 역시 동일하다. 분노심이 강한 학생들이 25년 후의 조사에서 일반인의 평균치보다 사망률이 무려 7배나 높았다. 어두운 감정을 달고 사는 것은 스스로 발병과 죽음을 향해 빠르게 달려가는 셈이다.

첨단 정신 신경 면역학은 말한다. 마음은 발병의 근원적인 뿌리이자, 치유의 근원적인 뿌리라고. 어두운 마음으로 생명력을 무력화시킬 것인가, 밝은 마음으로 생명력을 무한대로 키울 것인가는 온전히 당신에게 달렸다.

어두운 생각이 만병의 근원인
과학적 이유

스트레스가 건강에 해롭다는 것은 현대인의 일반 상식이다. 하지만 스트레스 호르몬이 어느 정도로 몸을 초토화하는지는 정확하게 모른다. 이것을 구체적으로 이해하면 스트레스를 달고 사는 것이 얼마나 위험한지 자각할 것이다. 우선 스트레스가 생기면 왜 몸이 변하는지부터 제내로 일아보자.

원시 인류에게 최대 스트레스는 맹수의 공격이었다. 갑자기 맹수를 만나면 빨리 도망가거나 싸워 이겨야만 살아남을 수 있었다.

그래서 우리의 몸은 그 위협적인 스트레스에 대처하는 생존 시스템을 갖추었다. 이것이 바로 '투쟁-도피 반응(fight-flight response)'이라고 불리는 스트레스 반응이다.

스트레스는 뇌의 시상 하부를 자극해 빠르게 몸을 비상 모드로 바꾼다. 시상 하부-뇌하수체-부신(HPA축)으로 이어지는 내분비계를 통해 스트레스 호르몬이 방출되면 심장이 더 많은 혈액을 펌프질하게 만드는 에피네프린, 혈액을 큰 근육으로 보내는 노르에피네프린, 전투 의지를 높이는 코르티솔 등이 전투 모드에 필요한 기관의 능력치를 최대한으로 끌어올린다. 맹수를 피해 빨리 달아나거나 힘껏 싸우기 위한 최적의 상태로 만드는 것이다.

스트레스 반응의 결과 전투력을 키우도록 심신이 공격적으로 변하고, 심장 박동이 빨라지면서 혈압이 오르고, 폐가 확장되어 산소 공급이 빨라진다. 전투를 위한 에너지가 필요하기 때문에 세포는 에너지 저장 모드에서 분비 모드로 바꿔어 혈액에 당, 콜레스테롤, 중성지방 등을 쏟아낸다. 급격하게 혈당이 오르는 것이다. 맹수가 공격하는 비상 상황에서는 생존하는 것이 급선무이기 때문에 도망가거나 싸우는 데 모든 에너지를 쓴다. 반면 면역, 소화, 성 기능 등 위기 상황에서 요긴하지 않은 기능은 저하되는데, 이는 에너지를 효율적으로 쓰기 위한 우리 몸의 전략이다. 이런 생존의 메커니즘으로 인해 스트레스 호르몬이 분비되면 자동적으로 면역력이 저하되고, 치유와 성장을 위해 쓸 에너지가 부족해진다.

원시 인류는 스트레스 반응 덕분에 수많은 맹수들의 공격 속에서 살아남았다. 이런 반응은 요즘도 유용할 때가 있다. 화재나 자연재해로 황급히 대피할 때가 그렇다. 응급 상황에서 가족을 구하기 위해 엄청난 힘이 나오는 것도 위기 상황에서 폭발하는 생존 기능을 갖춘 덕분이다. 우리 몸의 스트레스 반응은 인간의 생존 기능이기 때문에 그 자체가 나쁜 것은 아니라는 말이다.

문제는 오늘날 우리의 스트레스원이 변했다는 것이다. 취업과 생계 걱정, 인간관계의 갈등, 현실에 대한 불만, 복잡한 사회의 여러 위험 요소 등 새롭고 다양한 스트레스원이 쏟아지고 있다. 하지만 현대인은 원시 인류처럼 전투나 도주 같은 신체 활동으로 에너지를 쓰지 않는다. 스트레스가 쌓여도 여전히 앉아서 일해야 한다. 아니면 술이나 음식으로 스트레스를 푼다. 움직이지 않고 오히려 더 많은 에너지를 공급하면서 불난 집에 부채질을 하는 격이다.

우리 몸의 스트레스 반응에 적절하게 대처하지 않고, 많은 스트레스가 쌓여 만성화되면서 결국 심신의 건강이 완전히 무너지고 있다.

면역력을 무력화시키는 스트레스 호르몬

스트레스로 인한 면역 기능의 저하는 암과 바이러스 질환을 빠르게 늘리고 있다. 암은 현대인의 사망 원인 1위이고, 메르스나 신종플루 같은 바이러스 질환은 높은 전염성으로 인류를 위협한다.

우리 몸의 파수꾼인 면역 기능은 나 아닌 것을 물리쳐 나를 보호하는 역할을 한다. 외부에서 유입되는 병원균, 바이러스, 합성화학 물질 등으로부터 몸을 방어하는 것이다. 면역력이 강하면 병원균이나 바이러스가 침입해도 쉽게 물리치고, 암세포가 생겨도 재빨리 없애서 뿌리를 내리지 못한다.

면역 기능의 중심인 백혈구에는 림프구, 과립구 등이 있으며, 림프구가 면역 기능의 중추 역할을 한다. 림프구에는 이물질에 대항하는 항체를 생산하는 'B세포', 병원체에 감염된 세포를 없애는 'T세포', 암세포와 바이러스에 감염된 세포를 직접 공격해서 사멸하는 'NK세포(natural killer cell, 자연살해세포)'가 있다. 이렇게 최고의 의사인 막강한 면역체를 우리는 선천적으로 가지고 태어난다.

오하이오대학교의 면역학자 로널드 글레이저(Ronald Glaser) 교수의 연구 결과를 보면 그 사실을 명확하게 알 수 있다. 글레이저 교수는 신장 이식 수술을 받은 한 환자를 통해, 생명이 위태로운 중환자라도 며칠 만에 암세포를 모두 없앨 만큼 강한 면역력이 있다는 사실을 알아냈다.

일반적으로 다른 사람의 기관을 이식한 환자는 거부 반응을 막기 위해 면역 억제제를 투여한다. 글레이저 교수의 환자 역시 신장 이식 수술 후에 면역 억제제를 투여했다. 그러자 이전에 없던 암세포가 자라기 시작했고, 급속도로 온몸으로 퍼졌다. 생명이 위험할 수도 있다고 판단한 의료진은 이식한 신장을 다시 떼어내고 면역 억제제 사용을 중단했다. 그러자 그 환자의 면역 기능은 정상으로 회복되었고, 며칠 만에 암세포는 모두 사라졌다. 비록 신장 이식 수술은 실패했지만 신장 투석 치료를 하는 중환자조차 며칠 만에 많은 암세포를 없앨 만큼 강력한 면역력이 있다는 사실이 밝혀졌다. 병원균이나 바이러스로 인한 급성 질환도 마찬가지다. 면역계가 정상적으로 활동하면 설령 악성 바이러스에 감염되어도 가볍게 지나간다.

그러나 스트레스는 바이러스를 제압하는 우리 몸의 면역력을 무력화시킨다. 똑같은 환경에서 감기 바이러스에 감염되어도 마음이 밝은 사람은 의식하지 못한 채 지나가고, 스트레스가 많은 사람은 온갖 증상에 시달리는 것이 이 때문이다. 결국 만성 질환이든 급성 질환이든 스트레스, 즉 마음과 무관한 병은 없다.

우리는 대부분 선천적으로 암세포와 악성 바이러스를 해치울 만큼 강한 면역력을 가지고 있다. 암을 의학적인 치료 없이 자연 치유한 사람, 불치성 바이러스 질환으로 규정한 에이즈를 자연 치유한 사람이 있는 것은 우리에게 강력한 면역력이 있다는 것을 보여주는 단적인 예이다. 하지만 이렇게 막강한 면역력도 만성화된 스트레스 앞에서는 힘을 잃고 만다.

만성 스트레스가 만든 불안, 분노, 우울 중독

스트레스가 면역력을 저하시킨다는 사실이 처음 밝혀진 것은 노벨 의학상을 받은 캐나다의 내분비학자 한스 셀리에(Hans Selye) 박사의 연구를 통해서다. 만성 스트레스에 시달린 쥐는 스트레스 호르몬인 아드레날린 분비선이 매우 커지고, 면역체인 T임파구를 만드는 흉선은 매우 작아진다는 것을 발견하면서 스트레스로 인한 면역력 저하를 이해하게 되었다.

스트레스 호르몬이 분비되면 병원균과 바이러스, 암세포를 없애는 림프구의 증식이 억제된다. 특히 암세포와 바이러스에 감염된 세포를 없애는 NK세포의 활동이 저하되고, 여러 면역 조절 물질의 변형을 부추겨서 면역력 전체가 저하된다.

스트레스 호르몬의 하나인 아드레날린이 면역력에 미치는 작용을 쉽게 이해할 수 있는 연구 결과가 있다. 하버드대학교 의과대학과 이스라엘병원 공동 연구팀은 실험 참가들에게 소량의 아드레날린을 주사했다. 그러자 바로 면역계의 유효성을 나타내는 지표인 림프구의 수가 감소했다. 실험에서 사용한 아드레날린의 양은 일상의 작은 스트레스, 이를테면 큰 고함소리를 듣고 불쾌감을 느낄 때 방출되는 정도였다. 사소한 스트레스에도 면역력이 저하된다는 것을 보여주는 연구 결과다.

스트레스 호르몬이 계속 생산되면 면역계, 내분비계, 소화계 등을 약화시켜 고혈압, 당뇨병, 심장병, 위장병, 불면증, 우울증, 불안증, 피로, 탈모, 성기능 저하, 자율신경실조증, 암 등 온갖 병이 줄줄이 발병한다. 뿐만 아니라 스트레스에 대한 내성이 계속 저하되어 더욱 예민한 성격으로 변해 사소한 일에도 감정적으로 폭발하게 된다. 반복하는 생각에 의해서 뇌 속에 고정된 신경망이 형성되기 때문이다. 스트레스 호르몬의 화학 성분이 폭포처럼 쏟아질 때 분노, 불안, 우울, 절망, 걱정, 슬픔, 자책, 의심, 질투, 후회, 무력감, 이기심 등 어두운 감정의 중독으로 치닫는다. 분노조절장애, 공황장애, 우울증 등 오늘날 급증하는 마음의 병이 모두 만성 스트레스의 결과인 셈이다.

똑같은 스트레스원도 사람마다 반응이 다른 이유

우리의 몸을 초토화시키는 스트레스 호르몬. 하지만 이 폭탄을 생산하지 않고 평온하게 사는 이들도 많다. 똑같은 상황인데 더 화를 내는 사람이 있는가 하면, 담담한 사람도 있다. 똑같은 병인데 희망에 집중하는 사람이 있는가 하면, 절망에 집중하는 사람도 있다. 결국 스트레스는 내가 어떻게 생각하느냐에 달렸다.

스트레스 연구의 대가 셀리에 박사는 스트레스를 '자극에 대한 반응'이라고 정의한다. 내 삶의 모든 스트레스는 무엇 때문에, 누구 때문에 비롯되는 것이 아닌 그것에 대한 반응, 즉 내가 어떻게 받아들이고 생각하느냐에 달렸다는 말이다.

주체는 바로 '나'이다. 온갖 병을 일으키는 스트레스 호르몬 폭탄을 터트릴 것인가? 아니면 스트레스원을 보는 시각을 바꿀 것인가? 그 선택에 따라 심신의 건강 지수는 완전히 달라진다.

셀리에 박사 역시 65세에 망상육종이라는 암에 걸려 죽음을 선고받았다. 그때 그는 남은 생을 차례를 기다리는 사형수처럼 우울하게 보낼 것인지, 자신의 몸을 좋은 연구 대상이라고 긍정적으로 생각하며 불치병의 스트레스를 밀어낼 것인지에 대한 물음을 스스로에게 던졌고, 후자를 선택해서 결국 건강을 되찾았다.

우리는 많은 스트레스원을 만나면서 살아간다. 스트레스 상황을 피할 수는 없다. 하지만 스트레스 반응은 얼마든지 막을 수 있다. 생각을 바꾸는 순간 스트레스 호르몬 폭탄은 사라진다. 스트레스원이 더 이상 스트레스가 되지 않도록 마음을 바꿀 때 비로소 진정한 무병장수를 꿈꿀 수 있다.

뇌 과학, 70대 암 환자도
뇌세포가 자란다

1998년 과학의 상식을 바꾼 놀라운 실험이 진행되었다. 세계적인 뇌 과학자인 솔크생물학연구소의 프레드 게이지(Fred H. Gage) 박사와 스웨덴 살그렌스카병원의 피터 에릭손(Peter S. Eriksson) 박사가 말기 암으로 사망한 고령자 5명의 뇌를 해부했다. 임종 후에 자신의 뇌를 임상 연구에 쓰도록 기증한 환자들이었다.

말기 암으로 죽어가던 이 환자들에게는 분열하는 세포에만 착색되는 물질인 BrdU를 미리 투입했다. 만약 뇌에서 세포 분열, 즉 새로운 뇌세포가 태어나면 착색된 세포로 확인할 수 있다.

20세기의 의학 상식은 성인의 뇌는 자라지 않는다는 것이다. 다른 기관과 달리 뇌는 성장을 마치면 새로운 세포가 태어나지 않고 퇴화만 된다고 알고 있었다. 그런데 놀랍게도 실험 결과는 달랐다. 뇌에서 착색된 세포가 발견된 것이다. 이것은 곧 뇌의 신경을 구성하는 세포인 뉴런(neuron)이 새로 태어났다는 말이다. 실험 대상자들은 50~70대 노년의 말기 암 환자였다. 고령자가 말기 암으로 죽어가는 그 순간에도 새로운 뇌세포가 태어난 것이다. 참으로 반가운 연구 결과다.

뇌 과학이 발달하면서 이미 동물 실험을 통해서는 성장이 끝나도 뇌의 신경 세포가 생성된다는 것이 알려졌었다. 그래서 우리의 뇌도 그럴 것이라고 추측하는 학자들이 있었다. 하지만 살아있는 인간의 뇌를 해부해서 확인할 수 없어 짐작만 하는 상황이었는데, 이 연구를 통해 명확하게 확인된 것이다. 이로써 '성인은 뇌세포가 새로 태어나지 않는다'는 20세기의 의학 상식은 휴지 조각이 되었다.

죽는 순간까지 새로 태어나는 뇌세포

앞선 실험 이후 성인 뇌의 해마에서 매일 수천 개의 뉴런이 생성된다는 것이 새로운 의학 상식이 되었다. 신생 뉴런은 기억력, 사고력, 창의력, 적응력이 뛰어나고 부정적인 기억을 잘 지우며, 우울증을 해소하는 항우울 작용도 뛰어나다. 신생 뉴런을 보다 많이 생성시키는 것이 몸과 마음을 건강하게 만드는 길이다.

하지만 신생 뉴런은 약해서 생성된 후 죽는 경우가 많다. 생성율과 생존율은 사람마다 다르며, 마음과 생활이 절대적인 역할을 한다는 것이 밝혀졌다. 지금까지 뇌 과학자들이 연구한 것을 종합하면 스트레스가 적은 밝은 마음, 적절한 영양, 충분한 수면과 운동, 경험과 학습을 통한 새로운 자극 등이 신경 세포생성(neurogenesis)을 촉진하는 것으로 나타났다. 특히 밝은 마음은 새로운 뇌세포가 자라는 데 핵심 요소다. 적극적인 의지, 무언가에 대한 열정, 기쁨과 사랑 같은 긍정적인 감정은 죽는 순간까지 젊은 뇌를 유지시키는 강력한 자양분이다.

뇌를 비롯해 우리 몸은 끊임없이 낡은 세포를 버리고 새로운 세포와 조직으로 매순간 태어난다. 성인이 된 이후 매일 300억 개 이상의 세포가 교체된다. 위 세포는 2~3일마다, 피부는 2~4주마다, 면역 기능의 중심인 백혈구는 3~20일마다, 혈액의 주요 성분인 적혈구는 120일마다 완전히 새로 바뀐다.

　놀라운 재생력을 가진 우리 몸은 스스로를 쉼 없이 치유한다. 해로운 음식이 들어오면 구토나 설사를 일으켜 유해 물질을 몸 밖으로 내보내고, 상처가 나면 혈액을 응고시켜 과다 출혈과 병원균의 침입을 막는 등 고도의 치유력으로 신속하고 정교하게 스스로를 치유한다. 그래서 현대 의학의 아버지이자 의성이라 불리는 히포크라테스는 "진정한 의사는 내 몸 안에 있다. 몸 안의 의사가 고치지 못하는 병은 어떤 명의도 고칠 수 없다"라고 말했다.

　쉼 없이 스스로를 치유하고 죽는 순간까지 새로 태어나는 강력한 생명력을 가진 기적의 존재, 그것이 바로 우리다.

생각에 따라
뇌의 구조가 변하는 신경가소성

우리의 뇌는 반복하는 생각에 따라 변화하는 능력이 있다. 이를 신경가소성(neuroplasticity)이라고 한다. 1990년대 신경정신과학자 에릭 캔들(Eric Kandel) 박사는 자극을 반복적으로 가하면 뇌의 신경 다발 내의 연결 숫자가 두 배로 늘어난다는 사실을 발견해서 노벨상을 받았다. 이것은 곧 생각을 선택해서 반복하는 훈련을 통해 밝은 감정의 신경망을 늘릴 수 있다는 말이다. 뇌를 고정된 물질 덩어리로 인식했던 당시 엄청난 파장을 주었던 연구 결과다.

우리의 뇌는 약 1천억 개의 뉴런으로 구성되어 있으며, 서로 전기 화학적으로 정보를 교환하면서 새로운 연결을 만들어낸다. 우리가 새로운 생각이나 경험을 하면 뉴런에서 메신저 역할을 하는 신경 전달 물질이 분비된다. 신경 전달 물질은 한 뉴런의 끝과 다른 뉴런의 시작점이 이어진 공간인 시냅스에서 분비되어 신경 신호가 순식간에 다른 세포로 전해진다. 이때 뉴런이 전기를 일으키는데, 이 과정을 '뉴런 발화'라고 한다. 뉴런들이 서로 전기 화학적으로 정보를 교환하면서 연결되는 것이다.

뉴런이 발화할 때, 신경 세포에서 새로운 단백질이 만들어지고 세포핵의 유전자를 활성화시켜 시냅스의 연결을 강화하거나 새롭게 만드는 특정 단백질이 생산된다. 다른 신경 세포들과 이어질 가지를 만드는 것이다. 신경 세포들이 형성하는 네트워크를 신경망(신경회로망)이라고 한다.

같은 생각을 반복하면 뉴런은 계속 같은 방식으로 발화하고, 해당 뉴런들 사이의 관계를 강화해서 시냅스 사이의 정보 전달 속도가 빨라진다. 어두운 생각을 반복하면 부정적인 생각의 신경망이 활성화되어 사소한 일에도 어두운 감정이 폭발하는 부정적 감정 중독에 빠진다는 말이다. 반대로 밝은 생각을 반복하면 긍정적인 생각의 신경망이 활성화되어 역경 속에서도 희망에 집중하는 등 점점 더 밝은 마음이 된다.

같은 생각의 반복은 특정 신경망을 강화해서 뇌를 일정한 모습으로 고정시킨다. 자신이 반복하는 생각으로 인해 뇌 회로가 자동화 루트를 만든 것이 바로 '습관'이다. 고정된 신경망으로 항상 같은 마음 상태가 재창조되고, 습관으로 굳어져서 결국 자신의 성격을 형성한다. 주로 걱정만 하는 사람, 불만만 쏟아내는 사람, 후회만 하는 사람, 자주 화를 내는 사람 등 특정한 성격을 형성하는 것이 이런 뇌 메커니즘 때문이다.

하지만 평소 하지 않던 새로운 생각을 하면 뇌를 다른 방식으로 일하게 만든다. 새로운 자극에 의해 새로운 신경망을 만들어내는 신경가소성이 발현되는 것이다. 새로운 생각을 반복하면 해당 뉴런이 계속 발화해서 뇌가 화학적 구조적으로 변화한다. 반복하는 생각이 뇌의 구조까지 변화시킨다는 말이다.

노벨 생리의학상 수상자인 런던대학교의 존 오키프(John O'Keefe) 교수는 택시 운전사와 버스 운전사를 비교했을 때, 택시 운전사들이 학습이나 기억 등 인지 기능을 담당하는 해마가 눈에 띄게 크다는 것을 발견했다. 매일 정해진 길만 다니는 버스 운전사와 달리 택시 운전사는 새로운 길을 찾고 계속 기억하는 뇌 훈련을 반복하는 일상을 산다. 이런 계속된 훈련으로 뇌의 구조와 크기가 변한다는 사실을 밝혀낸 것이다.

우리는 원하는 대로 뇌를 바꿀 수 있다. 건강한 신생 뉴런을 빠르게 늘리고, 새로운 신경망을 형성하고, 창의력과 기억력 등의 뇌 기능을 강화하고, 새로운 성격의 소유자도 될 수 있다. 새로운 생각이 새로운 뇌와 새로운 몸을 만드는 출발점이다.

낫는다는 생각이 실제로 만드는
치유 물질

의학적으로 규정된 불치병을 완치한 기적의 주인공들의 공통점은 '낫는다는 생각'이다. 과학적으로도 증명된 이 믿음의 치유력을 플라세보 효과(placebo effect)라고 부른다.

플라세보 연구의 선구자인 파브리치오 베네데티(Fabrizio Benedetti) 박사는 사람들에게 약효가 없는 식염수를 진통제라고 알리고 주사해도 엔도르핀과 엔케팔린이 분비되어 진통 효과가 있다는 것을 뇌 영상 실험으로 증명했다. 사람들의 믿음이 신경 화학 물질을 바꾸어 생물학적 효과를 낸다는 사실이 구체적으로 밝혀진 것이다.

또한 성장 호르몬을 맞는 환자들에게 중간에 몰래 약효가 없는 가짜 약으로 바꿔 주사해도 성장 호르몬 수치가 변하지 않는다는 연구 결과도 내놓았다. 성장 호르몬을 맞고 있다고 생각하면 스스로 성장 호르몬을 생산한다는 말이다.

가짜 약을 먹고 실제로 도파민이 생성되기도 한다. 캐나다 브리티시컬럼비아대학교 연구팀은 파킨슨 질환자들을 대상으로 치료약이라고 설명한 후 식염수 주사를 처방했다. 그 결과 아무 약효가 없는 식염수 주사를 맞았음에도 환자들 가운데 절반이 운동 신경 조절 능력이 훨씬 좋아진 것으로 나타났다. 환자들의 뇌를 분석한 결과 실제 도파민이 생성된 것도 발견했다. 도파민의 양이 가짜 약을 처방받기 전보다 200%까지 늘어난 경우도 있었다. 파킨슨병은 원활한 뇌 기능에 필요한 신경 전달 물질인 도파민을 충분히 생산하지 못해서 근육 경직, 떨림 등이 나타나는 퇴행성 신경 질환으로 현대 의학에선 완치법이 없다. 이런 난치병도 낫는다고 생각하면 스스로 약을 만든다는 말이다.

신약 개발 과정에서 드러난 플라세보 효과

하버드대학교 교수를 지낸 헨리 비처(Henry Beecher) 박사는 2차 세계 대전 당시 야전 병원에서 일할 때, 생각의 치유 작용을 깨달 았다. 당시 부상당한 환자를 수술하던 중 마취제인 모르핀이 떨어 져 어쩔 수 없이 주사기에 식염수를 채우고 주사했다. 그런데 환 자들이 마취제를 맞은 듯 반응했다. 그 사실에 매우 놀란 비처 박 사는 그 후 플라세보 효과에 대해 본격적으로 연구했다. 다양한 질환을 대상으로 한 방대한 실험을 통해 '약효가 없는 약을 처방 받은 환자의 30~40%에서 실제 효과가 나타난다'는 연구 결과를 내놓았다. 이 말은 의학적 치료의 30% 이상이 플라세보 효과라는 말이다. 이 수치가 오늘날 현대 의학이 인정한 플라세보의 유효율 이다.

플라세보의 실제적 효과는 신약 개발 과정에서도 자연스럽게 드러났다. 모든 신약의 개발 과정에서 거치는 임상 시험에는 참가 자를 두 그룹으로 나눠 진짜 약과 가짜 약을 투약한 후 비교해서 약효를 검증한다. 효능이 있는 신약과 효능이 없는 플라세보를 무 작위로 섞어 임상 시험자조차 누가 진짜 약을 투약했는지 모르게 진행한다. 이것을 '이중맹검실험'이라고 한다. 이때도 가짜 약을 투약한 참가자의 30% 정도가 실제 효과를 보이며, 이는 신약 임상 시험 과정의 평균적인 수치다. 개발된 신약에 대한 기대 심리가 약효를 낸 것이다.

세계적인 심신의학자인 조 디스펜자 박사는 저서《당신이 플라시보다》를 통해 플라세보 효과를 이렇게 설명한다.

"생각에 따라 자동으로, 또 절묘하게 반응하는 놀라운 약학 사전이 당신의 몸속에 들어 있다. 그것은 곧 기적을 부르는 조제실이기도 하다. 그 조제실이 당신 몸속에 이미 존재하는 치유의 분자를 자연스럽게 활성화시키고, 서로 다른 수많은 상황들 속에서 서로 다른 합성물을 배달하면서 서로 다른 효과를 끌어낸다."

가짜 약을 먹어도 진짜 약이라고 생각하면 뇌는 실제 약을 복용했을 때와 같이 신경 회로가 활성화되고, 그때 분비하는 것과 똑같은 화학 물질을 몸 곳곳으로 보내 건강 상태를 바꿀 완벽한 약을 만들어낸다는 말이다.

죽는다는 생각만으로 죽는 노세보 효과

플라세보의 반대 개념으로 노세보가 있다. 노세보 효과(nocebo effect)는 해로울 것이라는 부정적인 생각이 실제로 나타나는 현상을 말한다. 죽는다는 생각에 갇혀 실제 죽음에 이른 한 사람의 이야기다.

샘 슈먼이라는 미국인이 간암 말기라는 진단을 받았다. 건강하게 살아온 그에게 의사는 얼마 살지 못할 것이라고 했고, 그는 절망한 채 죽는다고 생각하면서 살았다. 그리고 몇 주 후에 세상을 떠났다. 그런데 그의 시신을 부검한 의사들은 깜짝 놀랐다. 병원의 진단이 잘못된 것이었다. 시신을 부검한 결과 암세포가 아닌 작은 종양이 있었고, 다른 조직으로도 전혀 전이되지 않은 상태였다. 병원 진단을 받고 몇 주 만에 사망했다는 사실이 믿기지 않을 정도였다.

밴더빌트대학교의 클리프턴 메더(Clifton Meador) 교수는 "슈먼의 사망 원인은 암이 아니라 암으로 죽을 것이라는 '나쁜 생각'이다"라고 했다. 오진을 그대로 믿은 그가 결국 스스로 죽음을 재촉한 것이다.

이런 극단적인 사례가 아니어도 중병 진단을 받고 병세가 급격히 악화되거나 부정적인 생각에 빠져 병을 부추기는 경우는 흔하다. 건강에 대해 지나치게 걱정하는 건강 염려증으로 실제 병을 얻거나, 불치병이라는 진단에 갇혀 스스로 치유력을 무력화시키는 경우가 그 예다. 모두 어두운 생각이 일으키는 노세보 작용이다.

죽는다는 생각에 집중하면 실제로 죽음을 맞는다. 아플 것이라고 생각하면 실제로 병이 든다. 반대로 반드시 낫는다고 생각하면 낫는다. 낫는다는 생각이 실제로 최상의 치유 물질을 빠르게 만들어낸다.

'보기'만 해도
치매와 중풍이 호전되는 이유,
거울 뉴런

"말을 안 하던 치매 환자가 갑자기 말을 하게 되다니!"

노인 간호 분야의 세계적 권위자인 퍼듀대학교 낸시 에드워즈 (Nancy Edwards) 교수는 실험 결과를 믿을 수 없었다. 그녀를 놀라게 한 실험은 간단했다. 치매 환자들이 있는 요양원 식당에 아름다운 빛깔의 물고기가 노는 수족관을 설치했다. 그것이 전부다. 환자들의 변화를 알아보기 위한 실험이지만 크게 기대하지는 않았다.

하지만 결과는 놀라웠다. 식사를 제대로 하지 못할 정도로 산만하던 환자들이 변화를 보인 것이다. 불안감과 산만함이 줄면서 차분하게 식사하는 환자들이 늘고, 소리를 지르는 등의 이상 행동은 줄었다. 스트레스 호르몬 수치도 내려간 것으로 나타났다. 평소 말을 전혀 하지 않던 환자가 교수에게 먼저 다가와서 말을 건네기도 했다.

"수족관의 물고기가 몇 마리인지 세어봤어요."

수족관 하나가 무기력한 치매 환자의 관심을 끌고, 머리를 써서 숫자를 세고, 말을 하게 만드는 엄청난 변화를 만들었다. 단지 움직이는 예쁜 물고기를 본 것뿐인데 말이다. 수족관에서 활기차게 움직이는 물고기를 보는 것만으로도 환자에게 그 역동적인 에너지가 전해진다는 의미다.

활기찬 움직임을 보면 혈액순환이 원활해진다

비슷한 연구가 더 있다. 애완동물요법의 세계적 권위자인 퍼듀대학교의 앨런 벡(Alan Beck) 교수는 고혈압 환자를 대상으로 수족관에서 자유롭게 노는 물고기를 지켜보게 한 후 혈압을 측정했다. 그 결과 혈압이 모두 내려간 것으로 나타났다. 자유롭게 움직이는 물고기를 보면서 환자들의 혈액 흐름도 원활해진 것이다. 이것은 곧 내가 보는 대로 몸이 반응한다는 것이고, 무엇을 보느냐가 치유에 영향을 미친다는 것이다.

이 사실은 임상 일선에 있는 의사들에 의해서도 속속 증명되고 있다. 뇌졸중 재활 분야에서 세계적으로 손꼽히는 병원인 독일 슐레스비히홀슈타인병원 연구팀은 중풍 환자를 대상으로 시각 실험을 실시했다.

제대로 움직이지 못하는 중풍 환자에게 자유롭게 움직이는 건강한 사람들의 일상을 4주간 지켜보게 했다. 그 결과 건강한 모습을 지켜본 환자들이 일반 환자에 비해 더 빨리 회복되었다. 자기공명 영상(MRI)으로 뇌를 촬영한 결과, 실제로 그들의 손상된 뇌지도(뇌에서 일어나는 활동을 시각적으로 표현한 것)가 빠르게 재생되고 있었다. 비록 자신은 움직일 수 없지만 건강하게 움직이는 사람을 보는 것만으로도 치유에 도움이 된 것이다.

그렇다면 그 반대의 경우, 즉 어두운 모습을 보면 어떨까? 독일 함부르크대학교의 피부과 마티아스 아우구스틴(Matthias Augustin) 교수는 피부병의 일종인 입술 헤르페스에 잘 걸리는 사람을 대상으로 한 그룹에는 꽃, 푸른 초원 등 긍정적인 이미지를, 다른 그룹에는 음식물 쓰레기, 죽은 파리 등 부정적인 이미지를 보여주었다. 그 결과 어두운 사진을 본 이들의 40%가 헤르페스 물집이 악화되고 혈중 염증 수치가 올라갔다. 밝은 사진을 본 이들은 별다른 이상이 없고 혈액 수치도 정상이었다. 부정적인 사진을 보는 것만으로도 부정적인 감정을 일으키고, 곧 병을 키운다는 것이 아우구스틴 교수의 결론이다.

보이는 것을 모방하는 뇌세포, 거울 뉴런

단지 보기만 해도 병세가 달라지는 것은, 우리의 뇌에 보는 것을 모방하는 신경 세포인 거울 뉴런(mirror neurons)이 있기 때문이다.

거울 뉴런이 처음 발견된 것은 세계적인 신경심리학자인 지아코모 리졸라티(Giaccomo Rizzollati) 교수의 원숭이 실험을 통해서다. 다른 원숭이가 바나나를 먹는 모습을 본 원숭이의 뇌 안에서도 실제로 바나나를 먹을 때 사용하는 뉴런이 움직인다는 것을 발견했다. 이후 사람을 대상으로 한 실험에서도 같은 결과를 얻었다. 타인의 움직임을 관찰하는 동안 기능성 자기 공명 영상(fMRI)으로 실험 참가자들의 뇌를 촬영한 결과, 실제 자신이 움직인 것처럼 관련 뇌의 영역이 활성화되었다.

행동이 아니라 단지 사진 한 장을 통해서도 영향을 받는다. 웨일스대학교의 임상 및 인지 신경과학 연구센터의 연구 결과에 따르면, 세계적인 축구 선수인 베컴의 사진을 보는 것만으로도 다리

근육을 관장하는 뇌의 영역이 활성화되었다. 운동선수의 사진을 보기만 해도 어느 정도 운동 효과를 낸다는 말이다.

UCLA의 신경과학자 마르코 야코보니(Marco Iacoboni) 교수는 보다 방대한 거울 뉴런 실험을 통해, 내가 보는 대로 뇌가 활성화된다는 것을 다양하게 증명했다. 이를테면 가수의 공연을 보면 노래 관련 신경 활동이 활성화되어 자신이 노래하는 것처럼 반응하고, 스트레스를 받은 사람을 보면 스트레스 관련 신경 활동이 활성화되어 어두운 감정을 일으키고, 웃는 사람을 보면 웃음 관련 신경 활동이 활성화되어 밝은 감정을 일으킨다.

거울 뉴런의 존재를 처음 알린 파르마대학교 연구팀은 최근 연구에서 단지 듣기만 해도 그 내용과 관련된 뇌를 움직인다는 사실을 밝혔다. 실험에 참가한 이들이 손동작을 묘사한 말을 들을 때, 손동작을 관장하는 뇌의 영역이 활성화되었다. 내가 보고, 듣고, 생각하는 모든 것이 뇌를 움직여서 건강에 영향을 미친다는 말이다.

첨단 뇌 과학은 말한다. 내가 무엇을 보고, 듣고, 말하고, 생각하느냐, 즉 무엇에 주목하며 사느냐가 곧 내 안의 치유력과 잠재력을 깨우는 핵심이라고. 건강한 아이를 낳기 위해 좋은 것만 보고 듣고 생각하는 산모들처럼, 삶의 밝은 면에 집중하면 내가 나를 다시 태어나게 할 수 있다.

상상만으로도
근육이 자란다

"상상으로 새끼손가락을 구부리는 운동을 매일 실천해주세요."

미국 클리블랜드 클리닉의 운동심리학자 광에 박사가 실험 참가자에게 한 말이다.

"상상 운동이 무슨 효과가 있겠어?"

실험 참가자 대부분이 이렇게 말했다. 하지만 실험 결과는 놀라웠다. 손가락을 구부렸다가 펴는 상상 운동을 매일 15분씩 4개월간 실천한 결과, 참가자들의 손가락 근력이 평균 35% 강화된 것으로 나타났다. 팔꿈치를 구부리는 상상 운동을 한 참가자 역시 팔꿈치 근육이 평균 13.5% 증가했다. 손가락 하나 까딱하지 않고 오직 상상만으로 근육이 강해진다는 것은 엄청난 결과가 아닐 수 없다.

비슷한 연구를 하나 더 보자. 영국 BBC의 의학 프로그램에서도 상상 운동의 효과를 직접 실험했다. 7명의 참가자는 운동 기구를 이용해 하체 운동을 하는 모습을 상상했다. 일주일에 5회 15분씩 1개월간 상상 운동을 한 결과, 참가자들의 근력이 평균 8% 정도 개선되었다. 근력이 33%까지 좋아진 여성도 있었다. 운동을 전혀 할 수 없었던 다발성경화증 환자는 근력이 개선되어 상상 운동 실험 전보다 잘 움직이게 되었다.

뇌는 현실과 상상을 구분하지 않는다

어떻게 상상만으로 몸이 변하는 것일까? 이것은 우리의 뇌가 현실과 상상을 구분하지 않기 때문이다. 뇌 과학이 발달하면서 신경 신호에 의존하는 뇌가 단지 상상만 해도 그대로 받아들인다는 사실이 밝혀졌다.

우리가 무언가를 상상하면, 현실과 상상을 구분하지 못하는 뇌는 상상에 반응하는 생리 작용을 낳는다. 이를테면 상상으로 자신의 행복한 모습을 떠올리면 마치 현실의 경험인 양 뇌는 실제로 행복 호르몬을 생산한다.

극단적인 예를 들면, 최면 상태에 들게 한 후 차가운 고드름을 불에 달군 쇠막대라고 말하고 피부에 대면 실제로 화상을 입는다. 뇌가 최면 상태에서 하는 상상을 현실로 받아들이기 때문이다. 초등학생 아이를 최면에 들게 한 후 동전을 비스킷이라고 말하자 구부리는 장면이 한 방송 프로그램을 통해 소개되기도 했다. 어린 아이도 단단한 동전을 구부릴 정도의 엄청난 힘이 존재한다는 것을, 최면과 상상을 통해 인식을 바꾸면 그 힘을 깨울 수 있다는 것을 동시에 알 수 있는 실험이다.

첨단 영상 기기의 등장으로 생각에 따른 뇌의 변화를 볼 수 있게 되면서, 뇌가 상상과 실제를 구분하지 않는다는 사실이 구체적으로 밝혀졌다. 하버드대학교의 심리학자 스티븐 코슬린(Stephen M. Kosslyn) 교수의 연구에서도 그 사실을 확인할 수 있다. 이 연구에서는 8명의 실험 참가자에게 그려진 막대의 길이를 서로 비교하라는 과제를 주고, 그림을 실제 보고 있을 때와 상상할 때의 뇌 활동을 분석했다. 그 결과 상상할 때도 뇌의 시각 피질이 활성화되어 실제 망막을 통해 들어오는 시각 정보를 처리할 때와 같은 반응을 보였다. 상상과 실제 자극이 뇌에서 동일하게 처리된다는 말이다.

하버드대학교 신경과학자 알바로 파스쿠알 레온(Alvaro Pascual-Leone) 교수의 연구 결과도 동일하다. 이 연구에서 한 집단은 직접 피아노를 치면서 연습했고, 다른 집단은 그들을 관찰한 후 상상으로 피아노 연습을 하도록 했다. 피아노에는 손도 대지 않은 채 말이다. 매일 2시간씩 5일간 훈련한 두 집단의 뇌 변화를 관찰한 결과, 두 집단의 신경망 변화가 거의 비슷하게 나타났다. 상상으로 피아노 연습을 해도 직접 피아노를 치는 것처럼 해당 신경 회로가 활성화되어 학습이 이루어진다는 말이다.

노벨 생리의학상을 선정하는 세계적인 연구 기관인 스웨덴의 카롤린스카 연구소(Karolinska Institute)의 연구 결과도 같다. 이 연구에 따르면 팔이나 다리를 움직이는 상상을 할 때 그 부분을 관장하는 뇌의 영역이 활성화되어 실제로 움직인 효과를 내는 것으로 나타났다. 뇌가 이미지화에 의해 자극을 받고, 다시 근육을 자극한다는 것이다. 즉, 상상으로 꾸준히 운동하면 광예 박사의 연구 결과처럼 근육이 자란다.

첨단 뇌 과학의 놀라운 연구 결과가 아니어도, 우리는 상상만으로 몸이 변한다는 것을 일상 속에서 경험한다. 레몬을 먹는 상상을 하면 입안에 침이 고이고, 공포 영화의 한 장면을 상상하면 소름이 돋고, 면접처럼 긴장된 상황을 상상하면 실제로 심장이 빨리 띈다.

　단지 상상만으로도 몸이 변한다는 것은 21세기의 과학 상식이다. 상상 치유의 과학적 근거가 명확하게 밝혀진 셈이다. 상상으로 무한한 치유력과 잠재력을 깨우는 것은 특별한 이들의 특이한 능력이 아니다. 우리 모두가 가진 뇌의 일반적인 기능이다.

후성 유전학,
타고난 유전자의 운명도 바꾼다

"신이 생명을 창조한 언어를 배우게 되었다."

"의학에서 기대하는 모든 것을 이룰 가능성을 얻었다."

"인류의 전 역사를 통해 가장 빛나는 업적이다."

21세기 초, 전 세계가 환호한 연구 결과에 쏟아진 찬사들이다. 바로 '휴먼 게놈 프로젝트'. 선진국이 공동으로 천문학적인 비용을 들여 10여 년간 연구한 끝에 인간의 유전정보, 즉 DNA 염기서열을 모두 알아냈다. 인류의 청사진인 유전자 지도를 완성한 것이다.

유전자는 생명의 기본 설계도다. 1953년 제임스 왓슨(James Watson) 박사와 프랜시스 크릭(Francis Crick) 박사가 DNA의 이중 나선 구조를 발견한 후 인류는 타고난 유전자에 의해서 건강과 질병, 수명, 지능 등이 정해진다고 믿어 왔다. 유전자가 곧 운명이라는 왓슨의 중심원리설이 학계를 지배했고, 부모로부터 물려받은 유전적 운명은 바꿀 수 없다는 것이 20세기 대중의 상식이었다.

성장, 질병, 노화 등 생명 활동의 모든 정보를 담은 DNA 부호를 완전하게 해독하면서 인류는 혁명적인 무병장수 시대가 열릴 것이라고 예상했다. 난치병 치유와 수명 연장을 기대하면서 전 세계가 휴먼 게놈 프로젝트에 아낌없이 찬사를 보냈다.

하지만 그 기대는 빗나갔다. DNA 부호만으로는 할 수 있는 일이 별로 없다는 것을 알게 된 것이다. 후성 유전학자 네사 케리(Nessa Carey) 박사는 저서 《유전자는 네가 한 일을 알고 있다》를 통해 "샴페인을 너무 일찍 터트렸다. 인간 게놈의 염기 서열을 분석하면 생명 현상에 관한 모든 궁금증을 풀 수 있으리라 기대했지만 실제로 더 많은 궁금증을 낳았다"라고 지적했다.

연구를 시작할 당시 과학자들은 10만 개 이상의 유전자를 발견할 것이리고 추측했다. 유전사가 하는 일은 우리 몸의 구조와 기능을 위해 필요한 단백질을 만드는 것이다. 온몸을 구성하는 세포부터 신경 화학 물질, 면역체, 근육 등이 모두 단백질이다. 뼈의 주

성분도 콜라겐이라는 단백질이다. 쉽게 말해 우리 몸은 단백질 생산 공장인 셈이다. 인체에는 10만 종의 단백질이 있다. 단백질 제조에 쓰이는 조절 단백질만 몇만 종이고, 계속 새롭게 발견되고 있다. 유전자 지도를 그리던 과학자들은 단백질 수만큼 유전자가 있을 것이라고 기대했다.

하지만 최종 연구 결과, 인간의 유전자는 미생물과 큰 차이가 없는 약 23,000개뿐이었다. 유전학계는 대혼란에 빠졌다. 왓슨의 중심원리 관점에서 본다면 그 유전자로는 우리의 몸을 만들 수 없기 때문이다. 유전자 결정론의 신화는 무너졌다.

유전자보다 중요한 '유전자 활동 스위치'

그러나 곧 유전학계는 생명 활동에 필요한 모든 단백질은 유전자들의 다양한 조합을 통해 생산되고, DNA 부호가 변하지 않아도 하나의 유전자가 수천 가지의 서로 다른 조합이 가능하다는 것을 알아냈다. 유전자 자체가 변하지 않아도 활동 방식이 달라진다는 것을 간파한 것이다.

DNA의 염기 서열, 즉 유전 정보의 변화 없이 유전자의 활동이 바뀌어 후대에 유전되는 현상을 '후성 유전'이라고 부른다. 이

것을 연구하는 학문이 후성 유전학이다. 영국의 생물학자 콘래드 위딩턴(Conrad Waddington) 박사가 'DNA 자체가 아닌 다른 요인으로 유전자 발현이 영향을 받는다'는 의미로 후성 유전학이라고 명명했다.

후성 유전체의 도구는 소위 말하는 '스위치'다. 이 스위치들은 유전체의 기본 설계도에서 어떤 것을 활용할지를 결정한다. DNA는 부호화된 유전 정보가 보관된 일종의 창고다. 유전자 가운데 어떤 것을 쓰고, 어떤 것을 쓰지 않을지 결정하는 것이 바로 후성 유전체다.

독일의 신경생물학자인 페터 슈포르크(Peter Spork) 박사는 저서 《인간은 유전자를 어떻게 조정할 수 있을까》에서 후성 유전체는 세포들이 하드웨어인 유전 부호를 적절하게 활용할 수 있도록 돕는 소프트웨어와 같다고 설명한다.

유전자 자체보다 중요한 유전자 활동 스위치. 이것은 어떻게 변하는 것일까? 현재까지 알려진 대표적인 것이 유전자에 메틸기와 아세틸기가 붙으면 그 유전자가 활성화되거나 비활성화된다는 것이다. DNA에 메틸기라는 유기 분자가 붙는 'DNA 메틸화(DNA methylation)'가 일어나면 스위치가 꺼져 비활성화, 즉 유전자의 발현이 억제된다. 반면 DNA를 감싸고 있는 히스톤 단백질에 메틸기나 아세틸기가 붙는 '히스톤 변형(histone modifications)'이 일어나면 스위치가 켜져 활성화, 즉 유전자가 발현된다. 유전자의 발현 방식이 변하면 세포의 기능뿐 아니라 세포 자체가 변할 수도 있다. 켜져야 할 유전자가 꺼지거나, 꺼져야 할 유전자가 켜지는 일이 생기는 것이다.

일란성 쌍둥이의 경우를 보면 후성 유전적 변화를 쉽게 이해할 수 있다. 이들은 똑같은 유전자를 타고 나지만 50대 이후가 되면 DNA 메틸화와 히스톤 변형에서 큰 차이를 보여 체격이 달라지거나 건강 상태, 수명이 달라진다. 똑같은 유전자를 타고난 일란성 쌍둥이라도 후성 유전적 변화로 이런 차이를 보이는 것이다. 부모로부터 난치병 유전자를 물려받은 일란성 쌍둥이가 한 명은 발병하고, 다른 한 명은 건강하게 사는 경우도 있다. '발병' 관련 유전자의 스위치를 끄고, '치유' 관련 유전자의 스위치를 켜면 난치병 유전자를 타고났다고 해도 건강하게 산다는 말이다.

후성 유전적 변화는 세대를 넘어 후손에게 유전되기도 한다. 이런 사실을 처음 밝힌 워싱턴주립대학교의 마이클 스키너(Michael Skinner) 박사의 연구 결과에 따르면, 살충제에 노출된 쥐는 4대에 걸쳐 영향을 받았다. 그 쥐에게서 태어난 수컷 새끼들은 2개 유전자에서 후성 유전적 변화로 높은 불임률과 정자 수의 감소 현상을 보였고, 4대에 걸쳐 후손의 90% 정도가 같은 현상을 보였다. 살충제에 노출된 적이 전혀 없는데도 말이다.

영양이 부족한 산모가 낳은 아이는 비만이 될 확률이 높은 것도 후성 유전적 변화 때문이다. 산모가 임신 초기에 영양이 부족하면 태아의 세포는 영양을 보충하기 위해 유전자 발현을 변화시킬 수 있다. 부족한 영양을 최대한 활용하도록 후성 유전적으로 프로그래밍되는 것이다. 그 결과 적게 먹어도 살이 찌는 비만아가 될 가능성이 높아진다. 이런 일은 DNA 돌연변이가 일어나지 않고도 후성 유전적 변화만으로도 충분히 가능하다. 1944~1945년 네덜란드 대기근 때 생존자들의 후손이 좋은 예이다. 당시 네덜란드의 대기근은 많은 인명을 앗아갔고, 임신 초기에 굶주렸던 산모들이 낳은 아이들의 유전자도 그 영향을 받았다. 모두 평균보다 비만율이 높고, 정신적인 문제가 발생하는 비율도 더 높은 것으로 나타났다.

타고난 유전적 정보가 아닌 자신의 생활을 통해 얻은 획득 형질, 이를테면 건강상의 특징이 자식에게 대물림되지 않는다는 것이 20세기의 지식이었다. 하지만 생물학의 혁명을 일으킨 후성 유전학의 등장은, 지금 자신의 생활이 태어날 자녀의 유전자에도 직접적인 영향을 준다는 새로운 사실을 밝히면서 유전학을 새로 쓰고 있다.

유전자 활동에 영향을 주는 것

그렇다면 무엇이 유전자의 활동을 변화시키는 것일까? 세포 밖에서 어떤 신호가 오느냐에 따라 유전자 스위치가 켜져 활성화될 수도 있고, 스위치가 꺼져 비활성화될 수도 있다. 세포 밖에서 오는 신호는 우리의 생각, 감정, 경험, 행동 등 삶의 매 순간 발생한다. 사랑, 기쁨, 분노, 슬픔 등 감정의 변화에 따른 체내 화학 메시지일 수도 있고 음식, 독소, 박테리아, 바이러스, 니코틴, 기후 등 체외 환경에서 오는 신호일 수도 있다. 세포 입장에서는 화날 때 생산되는 스트레스 호르몬과 기쁠 때 생산되는 행복 호르몬이 명확하게 다른 신호다. 다시 말해 내가 어떻게 사느냐에 따라 유전자의 활동 방식이 변한다는 것이다. 자신의 생활에 따라 유전 부호는 전혀 손대지 않고 유전자의 활동을 완전히 바꾸어 세포를 리프로그래밍할 수 있다.

후성 유전학은 우리가 살아가는 매 순간 유전자 발현이 변할 수 있다고 말한다. 지금 내가 어떤 마음 상태이고, 무엇을 먹고, 어떤 행동과 경험을 하고, 어떻게 사느냐에 따라 유전자의 활동이 바로 달라진다. 불과 몇 분 만에 유전자 발현 방식이 바뀔 수 있으며 그렇게 변형된 유전자가 다음 세대에 전해지기도 한다. 후성 유전학자 페터 슈포르크 박사의 말처럼 우리는 자신은 물론 자손의 몸과 마음에 일어날 현상까지 미리 결정할 수 있다.

전 세계가 주목한 휴먼 게놈 프로젝트의 결과는 예상을 빗나갔지만, 인류는 더 값진 것을 얻었다. 바로 우리를 유전적 운명론에서 해방시켰다는 것. 타고난 유전적 운명에 의해 살아야 하는 무력한 존재가 아니라 내가 바로 유전자의 활동을 결정하는 주체라는 것을 깨닫게 했다. 타고난 유전자가 변하지 않아도 건강 지수, 질병의 유무, 체질, 체형, 성격 등을 스스로 바꿀 수 있다는 반가운 사실을 선물로 얻었다.

유전적 운명의 열쇠를 쥐고 있는 생물학적 창조의 주체는 바로 당신이다!

생각이 유전자 활동 스위치를 움직인다

"스트레스를 받으면 유전자의 활동이 변할까?"

2017년에 발표된 연구 결과에서 그 답을 알 수 있다. 미국 시카고대학교의 인간유전학과를 중심으로 에모리대학교의 영장류연구센터, 버몽대학교의 심리학과, 존스홉킨스대학교의 생물통계학과의 과학자들이 대거 참여해서 스트레스에 따른 유전자 활동의 변화를 연구했다.

집단 내 서열이 명확한 레서스원숭이를 대상으로 진행한 이 연구 결과에 따르면, 서열의 변화로 생긴 스트레스가 면역 관련 유전자를 포함해 무려 1,000개의 유전자 발현을 변경시킨 것으로 나타났다. 서열이 내려간 낮은 계급의 원숭이들은 스트레스로 면역 기능이 빠르게 저하되었다. 이 연구팀은 스트레스로 인한 유전자의 발현이 즉각적이라고 설명한다.

스트레스가 후성 유전적 변화의 가장 큰 원인 중 하나이고, 만병의 근원이라는 사실이 보다 명확하게 밝혀진 것이다. 스트레스 호르몬의 화학 성분이 폭포처럼 쏟아질 때, 순식간에 치유 관련 유전자들의 스위치가 꺼지고 발병 관련 유전자들의 스위치가 켜진다.

오하이오대학교의 연구에서도 그런 사실을 확인할 수 있다. 42쌍의 부부를 대상으로, 피부에 작은 상처를 낸 후에 대화를 나누게 했다. 평온한 일상의 대화를 할 때와 달리 서로의 불만을 지적해서 스트레스 상황을 만들자, 상처 치유에 관여하는 단백질이 최고 40%까지 감소했다. 스트레스로 인해 170개 이상의 유전자가 영향을 받고, 그 가운데 치유 관련 유전자 등 100개의 유전자가 완전히 활동을 멈춘 것으로 나타났다. 이 연구팀은 "스트레스가 신생 세포의 생성을 억제하거나 발병 관련 유전자를 활성화한다"라고 설명한다.

유전자 스위치는 마음 상태뿐 아니라 먹는 음식, 운동, 사는 환경 등 삶의 모든 것에 영향을 받는다. 비만한 사람이 운동을 시작하고 건강한 식단으로 바꾸는 변화만으로도 유전자의 활동이 건강한 방향으로 변한다는 의학적 보고도 있다.

1회 명상으로도 치유 유전자 강화, 발병 유전자 약화

마음을 평온히 하는 명상을 통해서도 유전자의 활동이 변한다. 보스턴 매사추세츠병원의 벤슨-헨리 심신의학연구소의 연구 결과에 따르면, 2개월 동안의 명상으로 2,000여 개의 새로운 유전자가 발현되었다.

20명을 대상으로 내면을 고요하게 만드는 명상과 기도 등의 마음 훈련을 2개월간 진행했을 때 초보자의 경우 1,561개의 유전자에서 변화가 나타났다. 건강을 증진하는 유전자 874개가 상향 조정되고, 스트레스 관련 유전자 687개가 하향 조정되었다. 혈압과 심장 박동 수도 줄었다. 숙련된 수련자는 무려 2,209개의 새로운 유전자가 발현되어 심신을 더 건강하게 만드는 결과를 얻었다.

이 연구팀의 두 번째 연구 결과도 같았다. 놀라운 것은 단 1회 명상으로도 초보자, 숙련자 가릴 것 없이 유전자가 새롭게 발현되었다는 것이다. 면역 기능, 에너지 대사, 인슐린 분비 관련 유전자들은 상향 조정되고, 염증과 스트레스 관련 유전자들은 하향 조정되었다. 마음을 바꾸면 유전자의 활동이 빠르게 바뀐다. 한순간에 몸이 변하는 기적적인 치유가 일어나는 과학적 근거를 설명하는 연구 결과다.

생각은 유전자 활동을 바꾸는 신호

단지 마음의 평화가 어떻게 면역체를 만드는 유전자를 활성화하는 것일까? 마음의 변화에 따라 즉각적으로 신경 화학 물질이 변하고, 세포 입장에서는 새로운 화학 물질이 새로운 신호가 되기 때문이다.

우리가 어떤 생각을 하면 뇌의 신경 세포에서 신경 전달 물질과 함께 신경 펩타이드라는 또 다른 화학 물질이 분비된다. 신경 전달 물질이 두 신경 세포 사이의 신호를 전달하는 물질이라면, 신경 펩타이드는 온몸으로 메시지를 전해 인체 전반의 생리 기능 조절에 관여한다.

무슨 생각을 하느냐에 따라 신경 펩타이드의 분비가 달라지고, 순식간에 온몸으로 전해진다. 세포 내 특정 수용체는 이 화학 메시지를 받아들여 새로운 단백질을 만든다. 그 단백질은 세포핵 속의 특정 염색체를 선택해서 문을 열고 해당 메시지에 맞는 DNA 유전 정보를 읽는다. 세포는 그 DNA를 복사해 RNA를 만든다. 이 과정을 생물학에서는 '전사'라고 한다. RNA는 세포핵에서 나와 단백질 합성 공장인 리보솜에서 우리 몸에 필요한 각종 단백질을 완성한다. 결국 우리의 생각이 유전자의 활동, 즉 온몸의 구조와 기능을 바꾸는 명령어가 되는 셈이다. 새로운 생각을 하면 새로운 신호가 되어 신경학적으로 프로그램을 다시 쓰고, 후성 유전학적 변화를 통해 몸을 바꾼다.

마음 훈련으로 면역력이 강화되고 스트레스가 저하된 경우를 다시 예로 들어보자. 복잡하던 마음이 평온해지면서 새로운 신경 펩타이드가 만들어진다. 신경 펩타이드로부터 새로운 신호를 얻은 세포 안의 DNA는 면역 관련 유전자들의 스위치를 켜고, 스트레스 관련 유전자들의 스위치를 끄는 활동을 한다. 스위치가 켜져 활성화된 면역 관련 유전자는 백혈구 같은 면역체를 왕성하게 만들고, 스위치가 꺼져 비활성화된 스트레스 관련 유전자는 스트레스 호르몬을 이전처럼 만들지 못한다. 마음을 바꾸는 순간 바로 몸도 바뀌는 것이다.

1장에서 소개한 생각을 비꾸어 몸을 바꾼 사람들도 마찬가지다. '청소는 좋은 운동'이라고 생각을 바꿔 비만과 고혈압을 개선한 청소부들, '안 먹어도 건강하다'고 생각해 실제 안 먹고 건강하게 사는 사람들, '나을 수 있다'고 생각을 바꾸어 죽음에서 벗어난 사람들에게 기적이 일어난 이유가, 바로 생각이 유전자의 활동을 바꾸는 신호로 작용했기 때문이다.

오랫동안 아픈 사람을 보면 대부분 같은 생각과 감정 상태에 머물러 있다. 똑같은 생각을 반복하면서 유전자에 늘 같은 신호를 보내는 것이다. 같은 생각과 감정으로 똑같은 화학 물질의 세례를 받고, 똑같은 뇌 신경 회로가 활성화되고, 똑같은 화학 신호를 유전자에 보내고, 똑같은 방식으로 유전자를 일하게 만들어 결과적으로 똑같은 몸 상태를 이어가는 것이다. 이것이 바로 병이 낫지 않고 오래 아픈 진짜 이유다.

결국 치유의 출발점은 생각을 바꾸는 것이다. 새롭게 밝은 생각을 하면, 뇌의 화학 작용을 바꾸고, 신경 회로를 바꾸고, 유전자를 새롭게 발현시켜 건강한 몸으로 새롭게 태어난다. 새로운 생각이 새로운 몸을 만드는 것이다.

유전학자들은 우리가 DNA의 약 1.5%밖에 쓰지 않기 때문에 잠자는 98.5%를 깨우면 무한대의 힘을 얻을 수 있다고 한다. 생각을 바꾸어 새로운 신호를 유전자에 보내면 잠자는 유전자를 깨울 수노 있다. 이 얼마나 신나는 일인가! 지금 당신의 생각이 유전자의 활동을 결정하는 명령어다.

양자 물리학,
우리는 매 순간 변하는 에너지장

"세상 만물의 근원은 무엇일까?"

인류는 아득히 오랜 세월동안 그 답을 찾아왔다. 이 오래된 의문에 답을 얻은 것은 양자 물리학으로, 세상 만물의 근원은 에너지라는 사실을 밝혀냈다. 더 구체적으로 말하면 우리 몸을 비롯한 세상 만물은 모두 연결되어 매순간 변하는 에너지 덩어리다.

양자 물리학은 만물의 기본 단위인 원자보다 작은 아원자 (subatomic)가 활동하는 미시 세계를 규명한 첨단 과학이다. 양자

(quantum)란 물질량의 최소 단위를 일컫는 말이다. 양자 물리학의 등장은 '세상 만물은 분리되어 고정된 물질 덩어리'로 알았던 인류의 지식과 세계관을 완전히 바꾸어 놓았다.

우리 몸을 비롯한 모든 물질을 구성하는 원자를 고성능 전자 현미경으로 들여다보면, 중앙에 원자핵이 있고 그 주위를 미세한 전자들이 빠르게 돌고 있다. 원자를 서울시 크기로 확대하면, 원자핵은 농구공 크기이고, 전자는 모래알 크기다. 원자핵을 쪼개면 양성자와 중성자로 나눠지고, 다시 쪼개면 쿼크(quark)와 렙톤(lepton)으로 나누어진다. 이 아원자 입자들은 끊임없이 분열과 융합을 반복하기 때문에 결코 고정된 물질이 아니다.

원자가 단단한 입자처럼 인식되지 않는 것은, 핵을 둘러싸고 있는 미세한 전자들이 빛보다 빠른 속도로 움직이면서 강한 결합력을 보이기 때문이다. 세상 만물은 본질적으로 '진동하는 에너지 덩어리'다.

에너지 덩어리가 단단하게 인식되는 이유

'말도 안 돼. 우리 몸과 모든 사물은 단단한데 어떻게 에너지라는 거야?'라는 의문이 들 수도 있다. 만물이 단단하게 인식되는 것은 우리 시각의 한계 때문이다. 원자는 양전기(+)를 띤 원자핵과 음전기(-)를 띤 전자들이 끌어당기면서 하나의 원자를 이룬다. 원자의 표면은 음전기(-)를 띠기 때문에 원자 간에도 밀어내는데, 서로 뭉쳐 하나의 사물을 이루려면 사물의 표면에는 더 큰 힘이 작용해서 바깥으로 밀어낸다.

우리 몸과 책상을 예로 보자. 인체와 책상의 표면에도 음전기(-)를 띤 전자들이 있다. 이 음전기가 서로 밀어내는 작용을 한다. 노벨 물리학상 수상자인 리처드 파인먼(Richard Feynman) 박사는 "당신의 손과 책상이 서로 밀어내는 전기적 저항 때문에 책상을 만질 때 단단하게 느껴진다"라고 설명한다.

또한 에너지 덩어리인 세상 만물이 눈에 보이는 것은 아원자 입자들이 빛을 반사하기 때문이다. 특정 물질에서 반사되는 일정한 주파수대의 빛을 우리 뇌가 인식하는 방식으로 해석하는 것이다. 이를테면 '사과는 빨간색, 바나나는 노란색' 하는 식으로 말이다.

생각에 따라 변하는 에너지장

1944년 양자 물리학의 아버지로 불리는 독일의 막스 플랑크(Max Planck)가 우주 만물은 에너지로 모두 연결되어 있다는 이론을 처음 제기했을 때 사람들은 황당하게 받아들였다. 하지만 에너지장을 측정하는 과학 장비가 등장하고 카메라가 개발되면서 세상 만물이 에너지 덩어리이며 모두 연결되어 있다는 사실을 확인할 수 있게 되었다. 우리 눈에 텅 빈 것처럼 보이는 허공, 즉 양자장에는 실제 아원자 입자들이 채워져 서로 연결되어 있다.

우리 몸을 에너지장 카메라로 촬영하면 몸을 둘러싸고 있는 빛과 같은 에너지장을 볼 수 있다. 몸보다 몇십 배나 넓게 빛이 퍼지기도 한다. 양자 물리학은 그 에너지장까지를 '나'로 규정하며, 사람마다 그 형태와 색깔이 다르다.

인체 에너지 연구의 세계적 권위자인 UCLA의 밸러리 헌트(Valerie Hunt) 교수는 에너지장에 들어있는 정보를 보면 그 사람이 어떤 병에 걸릴 것인지를 정확하게 알 수 있다고 말한다. 에너지장 카메라로 촬영한 사진을 보면 밝은 마음을 가진 사람은 에너지장이 밝고, 어두운 마음을 가진 사람은 에너지장 또한 어둡다.

양자 물리학의 등장은 우리의 본질을 제대로 알게 해주었다. 우리와 세상 만물은 시시각각으로 변하는 에너지 덩어리다. 내가 생각을 바꾸는 순간 에너지장도 변한다.

관찰자 효과

내 생각이
물질 창조의 에너지다

혁명적이라고 불릴 만큼 만물의 이치와 존재의 본질을 밝힌 양자 물리학의 가장 위대한 발견은 '내 생각이 물질을 만드는 에너지'라는 것이다. 그런 사실을 증명한, 과학사에서 가장 아름다운 실험으로 꼽히는 이중슬릿 실험을 보자.

이 실험은 전자를 발사한 후 두 개의 슬릿(좁은 틈)을 통과해 벽면에 도착할 때까지 움직임을 관찰하는 실험이다. 실험 결과에 따르면, 누군가가 지켜보면 전자는 하나의 슬릿을 통과해 벽면에 알

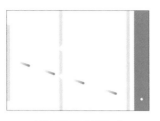

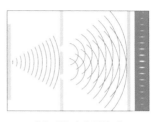

(A) 관찰자가 있을 때　　　**(B) 관찰자가 없을 때**

갱이 자국인 점을 남겼다(A). 작은 '입자'라는 말이다. 그러나 관찰
자가 없으면 전자는 두 슬릿을 동시에 통과해 벽면에 물결 자국을
남겼다(B). 특정 실체가 없이 주위로 퍼져가는 '파동'이라는 말이
다.

　양자가 파동과 입자의 성질을 동시에 가지고 있다는 연구 결과
는 과학계를 발칵 뒤집어놓았다. 파동과 입자는 하늘과 땅만큼 서
로 다른 성질을 갖고 있기 때문이다. 입자는 물질의 작은 알갱이
로, 실체가 있고 이동하면 한 지점에 도달한다. 그러나 파동은 주
위로 퍼져나가는 진동으로, 특정 실체가 없고 매질을 통해 움직이
는 모양으로만 이동한다. 전자가 보인 파동과 입자의 이중성은 상
식적으로 이해가 되지 않았다.

　더욱 놀라운 것은, 파동으로 두 슬릿을 동시에 통과한 후에 관
찰자가 생기면 갑자기 입자로 변해 벽면에 점이 찍히는 기이한 현
상이 나타났다. 파동에서 순식간에 입자로 바뀌는 것을 물리학계

는 도저히 납득할 수가 없었다. 빛의 최소 단위인 광자를 이용한 실험에서도 같은 결과가 나왔다. 수많은 학자들이 끊임없이 실험을 반복했지만 결과는 매번 같았고, 100년이 넘게 혼란은 계속되었다.

인류가 찾은 가장 위대한 발견

한 세기가 넘게 이어진 의문은 마침내 풀렸다. 노벨 물리학상 수상자인 닐스 보어(Niels Bohr) 박사는 "전자는 관찰이 이루어지기 전에는 입자인 동시에 파동이지만 인간의 관찰로 인해 그 가운데 하나로 구체화된다"라고 말한다. 모든 것은 가능성으로 잠재해 있다가 관찰자가 바라보는 순간 현실로 나타난다는 말이다.

물리학계는 관찰자의 생각에 따라 변한다는 사실을 비로소 깨닫고 이 현상을 '관찰자 효과(observer effect)'라고 이름 붙였다. 우리의 생각이 창조의 에너지라는 놀라운 사실을 드디어 간파한 것이다.

실험자가 아원자 입자를 고체라고 생각하면서 보면 입자의 모습으로 나타난다. 파동으로 두 슬릿을 동시에 통과한 후에도 고체라고 생각하면서 보면 입자로 변해 벽면에 알갱이 자국을 남긴다.

아인슈타인 이후 최고의 물리학자로 꼽히는 노벨 물리학상 수상자 리처드 파인만 박사는 "이중슬릿실험을 보면 우리의 마음이 어떤 원리로 만물을 변화시키고 운명을 창조해내는지 한눈에 알 수 있다"라고 말했다. 옥스퍼드대학교의 양자 물리학자 데이비드 도이치(David Deutsch) 교수 또한 "우주 만물을 구성하는 아원자 입자는 무한한 가능성으로 우주 전체에 존재하다가 내가 주목하는 순간 현실로 모습을 드러낸다"라고 설명했다. 만물을 창조하는 핵심 원리를 담은 관찰자 효과는 인류가 찾은 가장 위대한 발견이다.

밝은 생각과 어두운 생각이 변화시킨 물과 밥

미시 세계에서 발견한 관찰자 효과를 눈에 보이는 거시 세계에서도 쉽게 알 수 있는 연구 결과가 있다. 파동 분야의 세계적 권위자인 《물은 답을 알고 있다》의 저자 에모토 마사루 박사의 물 실험이다. 물을 담은 두 개의 물병 중 한쪽에는 '사랑', '감사', '가능' 등 긍정의 단어를 붙이고, 다른 쪽에는 '악마', '증오', '불가능' 등 부정의 단어를 붙인 후 사람들에게 지속적으로 지켜보면서 그 단어를 말하게 했다.

한 달 후 물 입자를 분석하니, 긍정의 단어를 붙인 물의 입자는 아름답고 조화로운 결정체로 변한 반면, 부정의 단어를 붙인 물의 입자는 깨지고 일그러진 것으로 나타났다. 물병을 보면서 그 단어에 주목한 사람들의 생각 에너지가 물 입자의 모양을 변화시킨 것이다. 보는 사람이 생각하는 대로 창조된다는 관찰자 효과를 명확하게 볼 수 있는 실험 결과다.

병에 담은 밥도 같은 결과가 나왔다. '고마워'라고 써 붙인 밥은 한 달 후 잘 발효되어 흰 누룩균이 피었다(A). 좋은 술이 되어가는 과정이다. 반면 '멍청이'라고 써 붙인 밥은 검은 곰팡이가 피어 악취를 내며 썩고 있었다(B).

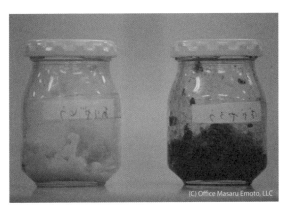

(C) Office Masaru Emoto, LLC

(A) '고마워'를 써 붙인 밥   **(B) '멍청이'를 써 붙인 밥**

미시 세계에서 입자라는 생각으로 보면 입자가 되고 파동이라

는 생각으로 보면 파동이 되는 것처럼, 거시 세계에서도 '고마워'
란 단어를 보면서 밝은 생각을 하면 밝아지고 '멍청이'란 단어를
보면서 어두운 생각을 하면 어두워진다. 이렇듯 우리의 생각은 물
질을 창조하는 에너지다. 만물을 창조하는 강력한 힘이 바로 내
안에 있다는 사실을 밝힌 것은 양자 물리학이 준 가장 빛나는 선
물이다.

우리가 생각하는 대로
창조되는 세상

우리의 생각이 창조의 에너지라는 양자 물리학의 위대한 발견은 교육학이나 의학 등의 연구로도 확인할 수 있다. 단지 영재라는 생각이 실제 영재를 만든 놀라운 실험 결과를 보자.

하버드대학교의 심리학자 로버트 로젠탈(Robert Rosenthal) 교수는 교사의 기대, 즉 생각이 학생들에게 미치는 영향을 알아보기 위해 상황을 연출했다. 캘리포니아 공립초등학교의 학생들을 대상으로 지능 검사를 실시한 후 지적 성숙이 기대되는 꿈나무, 즉 영재 집단을 선정했다. 그리고 교사들에게 그 아이들이 괄목할 만한 학업 성장을 보일 것이라고 알렸다. 하지만 실제로 이 아이들은 다른 학생들과 지능 검사에서 별반 차이가 없는, 무작위로 뽑은 학생들이었다.

결과는 놀라웠다. 8개월 후 다시 지능 검사를 진행했고, 영재로 분류한 집단의 지능 지수가 월등히 높아진 것으로 나타났다. 8개월 전과 달라진 것은 아이들을 영재라고 바라보는 교사의 '생각'뿐이었다. 교사의 생각이 실제 그 아이들의 지능을 높이는 결과를 낳은 것이다.

타인의 기대로 인해 실제 좋은 결과를 낳는 현상을 '로젠탈 효과' 혹은 '피그말리온 효과'라고 한다. 교사의 기대 심리를 설명할 때 근거 자료로 쓰이는 이 연구 결과가 바로 양자 물리학의 관찰자 효과, 즉 보는 사람이 생각하는 대로 창조된다는 것을 명쾌하게 보여주는 예이다.

우리의 생각이 세상과 현실을 창조하는 에너지

생각의 무한한 힘을 알 수 있는 또 하나의 연구 결과가 있다. 샌프란시스코 대학병원의 심장 전문의 랜디 비어드(Randy Beard) 박사는 병원에 입원 중인 관상동맥 질환자 393명을 대상으로 타인이 기도를 해주는 실험을 진행했다.

환자를 두 집단으로 나눈 후 한 그룹을 위해서만 기도를 했다. 기도를 해주기 위해 실험에 참가한 이들은 환자를 실제 대면하지 않고, 단지 환자의 이름과 병명만 안 상태에서 각자 집에서 기도했다. 연구의 공정을 기하기 위해 비어드 박사도, 환자들도 누가 기도를 받는지 모른 채 진행되었다.

그 결과 기도를 받은 환자들이 합병증이 훨씬 적었다. 입원 초기에는 병세가 비슷했지만 차츰 차이가 생긴 것이다. 혈관이 막히는 관상동맥 질환은 고혈압, 심장병 등 여러 이상 증상들로 확산되기 마련이다. 그런 환자들이 타인의 기도를 받는 것만으로 합병증이 적게 나타났다는 것은 놀라운 결과였다. 기도를 해주는 사람의 생각이 실제 현실을 창조하는 에너지로 작용한 것이다. 양자 물리학의 관찰자 효과가 밝혀지면서 기도의 효과가 과학적으로 증명된 셈이다.

생각이 창조의 에너지임을 밝힌 양자 물리학으로 인해 인류는 오랜 세월 경험으로 터득한 산지식을 과학의 눈으로 이해하게 되었다. 자신은 운이 좋다고 생각하면 좋은 일이 이어지는 '줄리의 법칙', 자신은 운이 없다고 생각하면 나쁜 일만 이어지는 '머피의 법칙'이 나타나는 이유를 논리적으로 납득하게 되었다.

낫는다고 생각하면 낫는 '플라세보 효과'도 보다 본질적으로 이해하게 되었다.

첨단 양자 물리학은 말한다. 세상은 내가 바라보는 대로 존재하고, 현실은 내가 생각하는 대로 창조된다고. 우리는 모두 세상의 공동 창조자다.

감정이 전염되는 과학적 이유, 양자 얽힘

우울한 사람과 어울리면 덩달아 우울해지고, 행복한 사람과 어울리면 덩달아 행복할 가능성이 커진다. 왜일까? 감정도 바이러스처럼 전염되기 때문이다. 세상 만물이 에너지로 모두 연결되어 있다는 양자 물리학의 발견은 지금 내 생각과 감정이 온 세상에 영향을 미친다는 과학적 사실에 눈뜨게 했다.

감정 전염에 대한 구체적인 연구 결과를 보자. 하버드대학교의 니컬러스 크리스태키스(Nicholas Christakis) 교수와 캘리포니아대학교의 제임스 파울러(James Fowler) 교수는 행복도 사회적으로 전염되다는 연구 결과를 내놓았다. 32년에 걸쳐 12,000여 명을 대상으로 진행한 연구 결과에 따르면, 행복한 친구가 한 명 생길 때마다 행복해질 확률이 9%씩 증가하고, 불행한 친구가 한 명 생길 때마다 행복해질 확률이 7%씩 감소했다. 또 친구가 우울하면 우울할 가능성이 커지고, 친구가 뚱뚱하면 뚱뚱할 가능성이 커지고, 친구가 자살하면 실제 자살 비율도 높았다. 친구가 멀리 떨어져 있어도 상관없다. 내 마음에 크게 자리한 사람의 감정과 모습을 닮아가기 때문이다. 오래 함께 산 부부들이 닮아가는 것도 과학적으로 당연한 결과인 셈이다.

미국 노터데임대학교의 심리학자 제럴드 헤펠(Gerald Haeffel) 교수와 제니퍼 헤임스(Jennifer Hames) 교수의 연구 결과 역시 동일하다. 103쌍의 기숙사 신입생을 대상으로 진행한 이 연구에 의하면, 부정적이고 우울감이 강한 룸메이트를 만난 학생들은 점점 감정적으로 닮아가서 6개월 후 일반 학생들보다 2배 가까이 우울감이 높은 것으로 나타났다.

세상을 평화롭게 만든 집단 평화 명상

내가 평온하면 온 세상의 평화에도 영향을 미친다. 많은 사람이 집단으로 평온하면 더 큰 평화를 만들어낸다.

1983년 미국 아이오와주에서 7,000여 명이 함께 평화에 집중하는 집단 명상 실험을 했다. 초월명상(TM)의 창시자이자 영적 스승인 마하리시 마헤시(Maharishi Mahesh)의 제안으로 이루어진 실험이었다. 그는 인구의 1%가 평화 명상을 하면 그 마음의 에너지가 실제 세상을 평화롭게 바꾼다고 주장했다. 많은 사람이 동시에 평온한 마음을 가지면 각종 사회 문제가 줄어드는 등 가시적인 결과를 낸다는 말이었다.

세계 언론에 관심을 끈 이 명상 실험은 그의 말대로 엄청난 결과를 가져왔다. 그들이 3주간 명상으로 함께 내면의 평화를 만들자, 놀랍게도 미국 내의 교통사고 발생률과 전염병 발병률이 크게 감소하고, 세계 분쟁 지역의 국제적 마찰도 줄어든 것으로 나타났다. 이 통계 자료는 해당 공공 기관과 뉴욕타임스 등의 언론 매체가 객관적으로 분석한 결과다. 3주간의 실험을 마치고 명상을 멈추자 통계 수치는 바로 원래대로 돌아갔다.

'마하리시 효과'라고 부르는 이 명상 실험은 사람들이 함께 같은 생각에 집중하면 세상을 변화시키는 더 큰 에너지로 작용한다는 것을 구체적으로 보여주었다. 실험 결과가 매우 놀랄만한 것이어서 의견이 분분했고, 당시 그 결과를 받아들이지 않는 이들도 있었다. 하지만 '온 세상이 하나로 연결되어 있고, 우리의 생각이 창조의 에너지'라는 양자 물리학의 발견이 대중들에게 널리 알려지면서 과학의 눈으로 이해하게 되었다.

세상 만물은 하나로 연결되어 즉각적으로 소통한다

모두가 하나라는 것이 실제적으로 와닿지 않는가? 그렇다면 미국 국방부 과학자들의 연구 결과를 보자. 이 연구에 의하면 내게서 떼어낸 세포는 아무리 멀리 떨어져 있어도 나와 한 몸처럼 반응하는 것으로 나타났다. 한 사람에게서 떼어낸 세포를 첨단 장치에 넣어 멀리 떨어진 곳에 두었다. 세포 주인에게는 웃음, 공포 등 다양한 영상물을 보면서 큰 감정 변화를 겪도록 했다. 그러자 떼어낸 세포가 마치 한 몸인 듯 전기적 반응을 보였다. 세포 주인에게 일어나는 감정과 세포 반응의 시간 차이는 번번이 '제로'였다. 아무리 멀리 떨어져 있어도 결과는 같았다.

스위스 제네바대학교의 연구 결과 역시 동일하다. 이 연구에서는 쌍둥이 광자를 서로 반대 방향으로 발사해서 이동한 후 광섬유를 두 개로 나누어 각각 임의로 선택하도록 했다. 세상 만물을 독립적으로 보던 시대의 과학관에 따르면, 분리된 두 입자의 선택은 같을 수가 없다. 하지만 실험 결과 두 입자는 한 번의 예외도 없이 똑같은 선택을 했다. 두 광자가 아무리 멀리 떨어져 있어도 동시에 움직였다. 이 현상을 '양자 얽힘(quantum entanglement)'이라고 한다. 한 근원에서 태어난 입자는 아무리 멀리 떨어져 있어도 서로 연결되어 상호 작용을 한다는 말이다.

전자 실험을 통해서도 양자 얽힘이 증명되었다. 2015년 네덜란드 델프트대학교의 물리학자 로널드 핸슨(Ronald Hanson) 교수는 다이아몬드 전자를 이용한 실험을 통해 양자 얽힘을 입증했다. 핸슨 교수는 한 근원에서 나온 두 개의 전자는 은하의 반대쪽이 있더라도 서로 연결되어 동시에 반응한다고 설명한다. 양자 얽힘은 최근 양자 물리학을 주도하는 분야로, 빛보다 빠른 속도로 정보를 전달하는 양자 전송, 양자 컴퓨터 등을 발전시키는 데 중요한 역할을 하고 있다.

양자 얽힘을 밝힌 이 실험들은 세상 만물이 연결되어 있고, 한때 하나였던 것은 서로 이어져있다는 것을 명확하게 보여준다. 지구의 원시 생명체에서 시작된 인류의 기원으로 거슬러 올라갈 때 우리는 모두 하나다. 생물학계는 35억 년 전에 탄생한 단 하나의 원시 생명체가 분화와 진화를 거듭하면서 지구상의 모든 생명체와 인류가 되었다고 본다. 천체 물리학계는 빅뱅 이론을 수용, 138억 년 전 한 점이 폭발해 우주가 태어난 후 계속 팽창중이라고 본다. 결국 모든 것의 근원이 같다는 말이다. 온 세상이 얽힌 관계 속에서 이어져 있다.

우리는 모두가 하나로 연결되어 있고, 부분에 전체를 담고 있는 홀로그램 우주에 살고 있다. 초공간적 홀로그램인 우주에서는 만물을 잇는 에너지로 인해 즉각적 소통이 가능하다. 한 부분의 작은 변화가 전체 패러다임을 뒤바꿀 수도 있다. 홀로그램의 모든 부분이 전체 이미지를 담고 있기에 한 부분에서 일어나는 변화는 필연적으로 전체에 반영되는 것이다. 부분의 변화가 전체의 변화를 낳을 수 있다는 말은, 바로 내 생각과 감정이 세상을 변화시킬 수 있다는 말이다.

내가 행복하면 행복한 세상을 만드는 동력이 된다. 내가 행복하기 위해서는 나와 연결된 모든 이들이 함께 행복해야 한다. 남을 불행하게 만들면서 내가 행복할 수는 결코 없다. 한 치의 오차도 없는 과학의 공식이다. 내가 '가장' 행복하기 위해서는, 나와 연결된 우리 모두가 '함께' 행복해야 한다. 이것이 천재 과학자들이 오랜 실험을 통해 일깨운 과학적 답이다.

라이코프 효과

과거 위인의 천재성까지
얻는다

"'나는 천재 화가 렘브란트다'라고 상상하세요."

러시아의 저명한 심리학자 블라디미르 라이코프(Vladimir Raikov) 박사가 한 평범한 청년에게 최면을 걸고 한 말이다. 미술과 무관하게 살았던 청년은 박사가 말하는 대로 상상한 후 눈을 뜨고 그림을 그렸다.

그러자 신기한 일이 벌어졌다. 풍부한 색채 구사로 빛의 화가라고 불린 렘브란트처럼 멋진 그림을 그려낸 것이다. 단지 우연히

한 번만 그린 것이 아니라, 기술직 종사자였던 청년이 실제로 엄청난 미술 실력을 얻었다. 그것도 17세기의 네덜란드에 살았던 천재의 재능을, 한순간에 말이다.

이 독특한 방법으로 라이코프 박사는 수천 명의 평범한 사람을 각 분야의 천재로 길러냈다. 과거에 살던 천재의 재능까지 쓸 수 있다는 사실을 이해하고 집중해서 상상하면 실제로 자신에게 그 천재성이 나타나는 현상을 '라이코프 효과(raikov effect)'라고 한다.

이 현상은 이미 여러 학자들에 의해 증명되었다. 저명한 천재 교육 전문가이자《내 안의 천재성을 모두 일깨워라》의 저자인 윈 웽거(Win Wenger) 박사는 최면에 들지 않더라도 누구나 자신이 바라는 천재를 몰입해서 상상하면 천재성을 얻을 수 있다고 한다. 이를테면 아인슈타인의 천재성을 원한다면 그를 집중해서 상상하고 받아들이면 닮아간다. 이것을 '천재 빌리기 기법'이라고 한다.

무한한 가능성을 가진 아원자 입자

어떻게 현재를 사는 사람이 과거 천재의 재능까지 얻을 수 있을까? 과학자들은 아원자 차원의 우주인 양자장에 인류의 모든 정보가 있기 때문이라고 설명한다.

우리 눈에 빈 공간처럼 보이는 허공에는 아원자 입자들이 가득하다. 이들 입자는 어떤 생명체도 살 수 없는 절대 영도와 진공 상태에서도 죽지 않는다는 것이 실험을 통해 밝혀졌다. 우리가 죽어도 우리를 구성하는 아원자 입자는 존재한다는 말이다.

무한한 힘을 가진 아원자 입자는 콘크리트벽도 마치 터널을 지나듯 통과한다. 이것을 '양자 터널 효과'라고 한다. 양자 세계에서는 과거를 바꿀 수도 있다. 프리스턴대학교의 존 휠러(John Wheeler) 박사는 '양자지우개 실험'을 통해 양자 세계에서는 이미 일어난 과거의 일까지 바꿀 수 있다는 것을 발견했다. 양자의 순간 이동 실험에 성공해 노벨상 후보에 오른 물리학자 안톤 차일링거(Anton Zeilinger) 박사는 "양자 세계에서는 공상 과학 소설에서나 나올 법한 순간 이동도 가능하다"라고 말했다.

참으로 황당하지 않은가! 그래서 리처드 파인만 박사는 이 세상에 양자 물리학을 정확하게 이해하는 사람은 없을 것이라고 단언했고, 닐스 보어 박사도 양자 물리학을 접하고 충격 받지 않는 사람은 이해하지 못했기 때문이라고 말한다. 노벨상 수상자인 이두 천재의 말은 곧 양자 세계에서 상상을 초월한 일들이 벌어진다는 의미다.

우리와 세상 만물의 근원인 아원자 입자는 시공을 초월하고, 동시에 여러 곳에 존재하며, 그 어떤 것도 가능하다는 것이 천재들에 의해 속속 밝혀졌다. 우리는 그 무한한 가능성을 가진 입자로 이루어져 있다. 이것은 곧 무한대의 힘이 우리에게 있다는 말이다.

인류의 무한한 정보의 장, 양자장

양자장에는 인류의 모든 정보, 즉 집단 정보가 고스란히 저장되어 있다. 그래서 물리학자 어빈 라즐로(Ervin Lazlo) 박사는 양자장을 '무한한 가능성의 바다'라고 표현한다.

지능 지수를 수치화하는 아이큐 검사가 시작된 1930년대 이후 지금까지 전 세계적으로 아이큐 검사의 평균 성적이 계속 올라간다. 문명이 뒤처진 오지에서도 마찬가지다. 후대 아이들에게 문제를 미리 알려주는 것도 아닌데 말이다. 이것을 '플린효과(flynn effect)'라고 한다. 선대들의 시험 정보가 양자장에 저장되어 있기 때문에 영향을 받은 것이다. 많은 사람이 답을 알면, 나도 더 빨리 답을 알게 된다는 사실은 여러 실험을 통해 증명되었다.

이런 현상은 동물에게도 적용된다. 하버드대학교 윌리엄 맥두길(William McDougall) 교수는 쥐를 대상으로 진행한 미로 찾기 실험을 통해 '집단 정보'가 있다는 사실을 처음 발견했다. 어미 쥐는 165번 만에 찾은 답을 새끼 쥐는 120번 만에 찾았다. 세대를 거듭

할수록 점점 빨라져서 몇 세대가 지나자 20번으로 단축되었다. 후대에 미로 찾는 법을 가르치지 않았는데도 말이다. 더욱 흥미로운 것은, 다른 나라의 쥐들도 미로 찾기에 빨리 성공했다는 것이다. 미로 찾기를 처음 시도했던 쥐들이 찾은 답이 양자장에 저장되어 있기 때문에 그 정보를 공유했다는 의미다.

노벨상 후보로도 거론된 저명한 생물학자 루퍼트 셸드레이크 (Rupert Sheldrake) 박사는 이런 현상을 '형태장(morphic field)'이 형성되었기 때문이라고 한다. '전에는 없던 일이 한 번 발생하면 이 후 그 일이 계속해서 발생한다'고 강조하는 셸드레이크 박사는 물질의 발견, 동물의 학습, 그리고 인류사의 각종 신기록이 등장과 동시에 전 세계적으로 확산되는 현상 등 다양한 예를 들어 설명한다. 온 세상의 모든 정보가 매 순간 기록되어 시공을 넘어 공유된다는 셸드레이크 박사의 주장이 처음 나왔을 때 학계의 큰 공감을 얻지 못했다. 하지만 양자 물리학이 발달하고, 양자 얽힘 현상이 속속 증명되면서 세상의 전체성을 이해하게 되었다.

양자장에 시공을 초월한 세상 만물의 모든 정보가 저장되어 있다. 그래서 라이코프 박사가 교육한 사람들처럼 한 번도 본 적이 없는 과거 천재의 재능까지 얻을 수 있는 것이다. 과거 위인의 천재성을 쓰는 것은 더 이상 불가사의한 일이 아니다. 과거, 현재, 미래의 모든 것이 양자장이라는 무한한 정보의 장 속에 동시에 존재하고, 시공을 초월한 이 정보를 우리도 공유할 수 있다는 것이 21세기 물리학자들의 설명이다.

우리는 무한한 기적의 존재다. 한계가 있다면 단지 '생각의 한계'일 뿐이다. 할 수 없다는 생각이 불가능의 현실을 만들고, 능력이 없다는 생각이 무능한 현실을 만들고, 부족하다는 생각이 결핍의 현실을 만들고, 운이 없다는 생각이 불운의 현실을 만들어낸다. 아인슈타인이 말한 '생각의 감옥'. 자신의 삶을 가둔 그 생각의 감옥에서 벗어날 때 비로소 무한한 가능성이 깨어나 빛을 발한다.

'불멸의 진리'를
'불변의 법칙'으로 인정하다

"하늘에서 그러했듯 땅에서도 그러하리. 내면에서 그러했듯 외부에서도 그러하리."

5천 년 전(BC 3천 년) 돌판에 새겨진 글이다. 자신의 내면이 드러난 것이 외부 현실이라는 것을 고대의 선각자들도 깨달았다는 말이다. 3천 년 전 인도의 경전인 베다에도 "나는 예전에도 있었고, 지금도 있으며, 앞으로도 있을 가늠할 수 없는 무한한 잠재성을 가졌다"라고 우리 내면의 무한한 가능성을 언급했다.

인류가 역사를 시작한 이래 수많은 스승들도 마음의 무한한 힘을 강조했다. 2,500년 전의 붓다는 "일체유심조(一切唯心造, 모든 것은 오직 마음이 만든다)", "현재 우리의 모습은 과거에 우리가 했던 생각의 결과다"라고 설파했다. 예수 역시 "그대가 믿는 대로 이루어진다", "고요하라. 그리고 그대가 하나님임을 알라"라고 설파하며 내면의 무한한 힘을 깨웠다. 불교, 유대교, 그리스도교, 이슬람교, 힌두교 등 동서고금의 모든 종교에서 한결같이 마음을 강조했다. 세상을 발전시킨 위인들 역시 한목소리로 마음의 힘을 설파했다. 그리고 마침내 천재 과학자들까지 가세해 우리에게 무한대의 힘이 있다는 사실을 과학적 실험과 연구를 통해 밝혀내고 있다.

우리는 기적의 존재고, 우리의 마음은 무한한 힘이 잠자는 마법 창고다. 인류와 함께 해온 이 불멸의 진리를 21세기 과학자들이 드디어 불변의 법칙으로 만들었다. 오늘날 과학은 마음의 힘을 설명하는 최고의 언어가 되었다. 우리는 진리를 과학의 눈으로 이해하는 축복의 시대를 살고 있다. 양자 물리학이 말하는 무한한 '양자적 가능성', 뇌과학이 말하는 '신경가소성', 유전학이 말하는 '유전자의 잠재력', 심리학이 말하는 '잠재의식' 등은 모두 우리의 무한한 가능성을 일컫는 다른 표현들이다.

무한한 존재인 우리가 만들 무한한 풍요

우리가 한계가 없는 무한한 존재라는 것은, 곧 우리가 사는 세상도 무한한 풍요가 가능하다는 말이다. 실제 인류의 스승들과 천재 과학자들은 완전한 존재인 우리가 완전한 세상을 만들 수 있다고 강조한다. 우리 내면에 잠자는 창조력을 모두 깨우면 '다 함께 잘 사는' 궁극의 풍요를 이룬다는 말이다.

하지만 사람들은 창조의 원천인 마음을 보지 않고 단지 눈에 보이는 것에 연연해서 자원이 고갈되고, 물질에 한계가 있고, 일자리가 줄어든다고 걱정한다. 이 결핍의 마음으로 인해 탐욕과 위기가 점점 늘고 있다. 부족하다는 생각은 더욱 부족한 현실을 만든다. 현실은 우리의 생각을 동력으로 창조되기 때문이다.

지금 우리가 누리는 모든 문명의 혜택은 인간의 내면이 만든 것이다. 인류가 창조하고 발명한 모든 것이 생각 하나에서 비롯되었다. 과거에는 상상조차 못한 것도 누군가의 생각에서 시작되어 눈에 보이는 것으로 태어났다. 자원을 비롯해 무언가가 줄어들면, 새로운 자원과 대안이 등장해서 어김없이 새로운 시대를 열었다. 우리의 내면에 무한대의 창조력이 있기 때문이다.

인류사에 등장한 모든 나라 역시 그 시대 국민들의 생각이 흥망성쇠의 연료였다. 최근 100년을 예로 들어보자. 100년 전만 해도 세계 최고의 강대국은 영국과 러시아였다. 해가 지지 않는 나라로 불린 영국이 그 패권을 미국이라는 신흥 국가에 넘겨준 결정적인 이유는 미국의 많은 국민들이 내면의 힘을 깨웠기 때문이다.

누구나 꿈을 이룰 수 있고, 자신의 생각이 부와 성공을 창조한다는 내용의 성공학이 미국에서 들불처럼 퍼졌고, 셀 수 없이 많은 성공 신화와 억만장자를 만들었다. 앤드류 카네기, 나폴레온 힐, 맥스웰 몰츠, 찰스 해널, 네빌 고다드 등 당시 미국의 정신적 스승들의 눈부신 활약으로 국민의 잠재력과 창조력이 폭발하면서 결국 현재 전 세계 부의 90% 이상이 집중되는 슈퍼 강대국으로 날아올랐다.

국민들이 나도 성공하고 부자가 될 수 있다는 생각에 집중하면 부자 국가가 된다. 반대로 줄어드는 소득과 일자리가 걱정이라는 생각에 집중하면 점점 위기와 걱정이 늘어간다. 이것이 과학의 법칙이다. 사람들의 생각을 바꾸어 내면의 잠재력을 깨우는 것이 풍요를 창조하는 지름길이며 가장 위대한 정책이라는 것은 이미 인류사가 증명했다.

우리의 내면에는 그 무엇이든 창조할 수 있는 위대한 힘이 있다. 이 불멸의 진리이자 불변의 법칙을 온 인류가 온전히 이해할 때 다 함께 잘 사는 진정한 풍요의 세상이 열릴 것이다. 인류의 마음에 내재된 마법 창고가 모두 활짝 열리면 완전히 새로운 세상이 될 것이다. 온 세상을 혁명적으로 발전시키는 차원이 다른 풍요의 시대가 올 것이다.

풍요와 성공에서 심신의 치유에 이르기까지 삶의 모든 소망을 이루기 위해 바라볼 곳은 오직 '마음'이다. 현실은 우리의 내면을 비추는 거울일 뿐이다. 새로운 현실은 새로운 생각에서 태어난다. 생각은 치유의 명령어이자 창조의 명령어. 어두운 생각의 굴레에서 벗어나 밝은 생각으로 자신의 무한한 힘을 깨우면, 누구나 현실을 바꾸고 '원하는 나'로 다시 태어난다.

무한한 존재인 우리는 자신의 삶의 설계자고, 예언자고, 창조자다. 위대한 존재인 우리는 건강하고 풍요로운 궁극의 세상을 만들 세상의 공동 창조자다.

상상은 첨단 과학이 찾은 마법의 약이다. 상상력이 곧 치유력이고 생명력이다. 의학이 포기한 난치병을 상상 치유로 완치하고 삶 전체를 유쾌하게 반전시킨 사람들. 그 기적의 주인공들을 만나보자.

PART
3

마법 창고 '마음',
마법의 약 '상상 치유'

몸과 마음, 삶을 살리는
진짜 치유

첨단 과학이 밝힌 것처럼 무한한 힘을 깨우는 시작은 새로운 생각이다. 생각을 선택해서 자신이 원하는 모습을 그리는 '상상'은 기적의 치유력과 잠재력을 불러내는 효율적이고 과학적인 도구다. 앞서 소개했듯 우리의 뇌는 실제와 상상을 구분하지 않기 때문에 뇌에 건강한 이미지를 심으면 건강한 심신으로 변한다.

어두운 생각만 하던 사람이 자신의 건강하고 행복한 모습을 상상하면 새로운 신경 화학 물질이 분비된다. 이 화학 메신저는 새로운 뇌를 만들고, 유전자의 활동을 바꾸어 새로운 몸을 만든다. 원하는 모습을 계속 상상하면 잠자는 98.5%의 유전자를 깨울 수도 있고, 양자장에 가득한 무한대의 힘을 끌어 쓸 수도 있다. 행복한 상상만으로도 실제로 양자적, 화학적, 신경학적, 유전적으로 변하는 것이다.

무한한 치유력을 깨우는 과학적 도구

첨단 과학이 찾은 창조의 진리에 눈뜬 21세기는 사회 전 분야에서 상상을 활용하고 있다. 의학, 심리학, 교육, 스포츠, 문화, 예술 등 여러 분야에서 이미지 요법, 심상 치료, 이미지 트레이닝, 멘탈 트레이닝, 시각화 기법 등 다양한 이름으로 부르며 원하는 것을 이루기 위한 훈련법으로 쓴다.

오늘날 세계적인 운동선수들에게 상상은 필수 훈련 과정으로 자리 잡았다. 원하는 경기를 펼치는 모습을 아주 세세하게 상상하는 훈련을 한다. 스포츠 심리학자인 로버트 니데퍼(Robert Nideffer) 박사는 감정까지 느끼는 이 구체적인 상상훈련을 통해 선수들은 실제 경기에서의 불안감을 떨치고, 집중력을 높이며, 관련 근육을 강화하는 등 많은 긍정적인 효과를 얻는다고 한다.

운동선수는 승리한 모습을 상상하고, 사업가는 성공한 모습을 상상하고, 환자들은 건강한 모습을 상상한다. 심신의 치유부터 성공, 자기계발 등 더 나은 삶을 지향하는 모든 분야에서 상상훈련이 주목받고 있다. 성공학자들은 자신의 가능성을 믿고 소망을 이룬 모습을 집중해서 그리면 누구나 꿈을 이룰 수 있다고 말한다. 상상으로 마음을 훈련시킨 사람에게 모든 꿈은 현실이 된다는 말이다.

상상의 가치가 부각되면서, 위대한 업적을 이룬 이들의 남다른 상상력이 주목받고 있다. 세상을 움직인 위인들은 대부분 자신의 꿈에 집중하는 삶을 살았다. 반드시 꿈을 이룬다는 믿음을 갖고 원하는 미래의 모습을 그리는 데 몰입하면서 위대한 꿈을 이루어냈다.

인류사에서 가장 뛰어난 천재로 꼽히는 아인슈타인은 '상상의 천재'이기도 하다. 그는 이론 물리학자였기 때문에 늘 상상 속에서 실험을 했다. 자신이 광선에 올라타고 있는 상상에 몰입해서 과학사에 한 획을 그은 상대성 이론을 만들었다. 완벽한 실험을 가능케 한 놀라운 상상력으로 자신의 미래도 마음껏 그렸다. 그 결과 왕따에 바보 취급을 받으며 학교를 자퇴하고 가난한 무명의 물리학도로 살던 그의 삶이 기적처럼 변했다. 아인슈타인은 상상력에 대해 이렇게 말한다.

"상상력은 지식보다 중요하다. 삶의 핵심이다. 상상은 다가올 삶을 보여주는 미리 보기다."

지금 내가 무엇을 상상하고 있는지를 보면 미래의 내 모습을 알 수 있다는 말이다. 우리는 누구나 상상을 통해 자신의 삶을 바꿀 힘이 있다. 상상력은 더 나은 삶을 원하는 이들에게 꿈을 실현시킬 최고의 과학적 도구이다.

세상에서 가장 오래된 만병통치약

상상의 무한한 힘을 질병 치료에 쓰는 것이 바로 '상상 치유'다. 심리학자이자 상상 치유 전문가인 진 액터버그(Jeanne Achterberg) 박사의 연구에 따르면, 상상은 원시 시대부터 현대에 이르기까지 질병 치유에 이용되어온 세상에서 가장 오래된 치유의 원천이라고 한다. 원시 시대의 기도, 주술 등 정신 활동이 상상 치유의 뿌리이며, 고대의 철학자 아리스토텔레스 또한 '상상이 병을 치료할 수도, 반대로 병을 만들 수도 있을 만큼 몸에 영향을 미친다'라고 인정했다. 어두운 상상이 병을 일으키고, 밝은 상상이 병을 치유하는 메커니즘을 고대에도 간파했던 것이다.

옛 동양 의학에서도 상상을 치료에 이용했다. 중국 당나라의 의학자인 손사막은 '눈을 감고 마음에 불을 피운 다음 불로써 병을 공격하면 치유된다'고 했다. 불을 상상하면 실제로 따뜻한 기운이 만들어진다는 것을 깨닫고 상상의 치유력을 인정한 말이다.

근대에 들어서는 심리학, 정신의학 등에서 상상을 치료에 이용하는 학자들이 등장했다. 1775년 메스머의 심상최면법, 1898년 자네의 심상체험법, 1912년 프로이트의 자유연상법, 1916년 융의 적극적 심상법, 1921년 카슬랑의 심상조절법, 1922년 크레치머의 사고연상심상법, 1925년 클락의 판타지심상기법, 1932년 슐츠의 자율훈련법, 1938년 드주와이으의 공상치료기법, 1954년 로이너의 KB심리치료 등 상상을 치유 수단으로 쓰는 다양한 치료법이 소개되었다. 요즘 사용하는 최면이나 바이오피드백(생체자기제어요법), NLP(신경언어프로그래밍), EFT(감정자유기법) 등의 심신 요법도 모두 상상의 힘을 이용한 것이다.

현대에 들어 생각의 생리 작용이 과학적으로 밝혀지면서, 상상 치유의 효과에 눈뜬 의학계는 놀랄만한 연구 결과를 쏟아내고 있다. 뉴욕 록펠러대학교 연구팀은 상상을 통해 심장 박동수, 혈압, 체온, 위의 산도 등을 조절할 수 있다는 사실을 밝혔다. 이를테면 심장이 빨리 뛰는 상상을 하면 실제로 심장 박동수가 증가한다는 것이다.

하버드대학교 데이비드 맥클란드(David McClelland) 교수의 연구 결과에 따르면, 사랑의 기억을 상상하기만 해도 실제로 면역체가 활성화되었다. 위스콘신대학교 리처드 데이비드슨(Richard J. Davidson) 교수의 연구 결과도 같다. 이 연구에서는 57~60세의 남녀 52명을 두 그룹으로 나눈 후 한 그룹에는 행복한 순간을, 다른 그룹에는 화난 순간을 상상하게 했다. 그 후 독감 백신을 접종한 결과, 행복한 상상을 한 팀은 바이러스를 물리치는 항체의 형성이 왕성했고, 어두운 상상을 한 팀은 항체 형성이 저조했다. 행복한 상상만으로도 실제로 면역력이 강해진다는 말이다.

만성 질환에도 상상 치유가 유용하다는 임상 결과가 많다. 캘리포니아대학교 의과대학 연구팀은 다양한 만성 질환에, 신시내티대학교 의과대학 연구팀은 뇌졸중에, 퍼듀대학교 연구팀은 골관절염에, 덴마크의 오르후스대학교 연구팀은 건선에, 홍콩의 타이포병원 연구팀은 만성 폐쇄성 폐질환에 상상 치유를 도입해 큰 효과를 얻었다.

수술에도 상상 치유가 유용하다. 유니버시티 칼리지 런던(UCL) 연구팀은 결장 수술을 앞둔 50명의 환자를 두 그룹으로 나눈 후 한 그룹에만 수술이 성공적으로 되어 빨리 낫는 모습을 상상하게 했다. 그 결과 긴강한 모습을 싱싱한 그룹이 수술 후 진통제의 사용이 훨씬 적고, 스트레스 호르몬 수치도 낮아 실제 회복이 더 빠른 것으로 나타났다. 단지 49분간 녹음된 상상 치유 테이프를 들으면서 설명하는 대로 자신의 건강한 모습을 그린 것뿐인데 치유 결과는 큰 차이가 났다. 사우스이스턴 루이지애나대학교의 연구 결과에서도 건강한 모습을 상상한 환자들의 불안감과 스트레스 호르몬 수치가 훨씬 적고, 수술 후 상처가 빨리 낫는 등 회복이 더 빠른 것으로 나타났다.

상상의 의학적 가치가 알려지면서 현대 의학이 포기한 난치병 치료에도 상상 요법이 쓰이고 있다. 상상 치유의 선구자 가운데 한 사람인 미국의 종양학자 칼 사이먼튼 박사는 말기 암 환자들의 완치 사례로 의학계의 주목을 받았다. 상상 치유의 세계적인 권위자인 조 디스펜자 박사 역시 사지 마비 환자가 한순간에 일어나는 등 기적적인 임상 사례를 전했다. 이 외에도 상상 치유 전문가인 데이비드 해밀턴 박사와 진 액터버그 박사, 저명한 외과 의사인 버니 시겔 박사와 캘리포니아 의과대학 딘 오니시 박사, 일본의 하루야마 시게오 박사 등이 상상 치유의 임상 사례를 전한 세계적인 심신의학자들이다.

상상은 첨단 과학이 찾은 마법의 약이다. 상상력이 곧 치유력이고 생명력이다. 의학이 포기한 난치병을 상상훈련으로 치유하고 삶 전체를 유쾌하게 반전시킨 사람들. 그 기적의 주인공들을 만나보자.

말기 암을 상상 속 빛으로 없애는 사이먼튼 요법

생존 확률이 5%가 안 되는 말기 인후종양에 걸린 60대 남성이 있었다. 45kg까지 살이 빠지고 숨을 쉬기도 어려운 상태였다. 절망의 한가운데에서 칼 사이먼튼(Carl Simonton) 박사를 만났다. 그는 희망이 있다고 말해준 유일한 의사였다.

종양학자이자 방사선과 전문의인 사이먼튼 박사는 레지던트 시절 환자들에게 악성 종양이 아이스크림이 녹듯 사라지는 상상을 권했고, 실천한 환자들이 더 빨리 낫는 것을 보면서 마음에 대한 연구를 본격화했다. 그리고 1971년 상상 치유를 중심으로 한 사이먼튼 요법을 만들어 다양한 임상 결과를 보임으로써 의학계를 놀라게 했다.

사이먼튼 박사에게 마음의 치유력에 대해 설명을 들은 환자는 하루 세 번, 15분씩 상상훈련을 실천했다. 자신의 인후에 있는 암세포가 빛으로 된 탄환을 맞아 하나씩 사라지는 모습과 완전하게 나은 건강한 모습을 머릿속에 그렸다. 그리고 두 달 만에 암세포가 모두 사라졌다는 결과를 얻었다. 자신의 무한한 치유력에 눈뜬 그는 오래도록 앓아온 관절염의 통증을 없애는 데도 상상을 이용했다. 자신의 백혈구가 관절을 매끄럽게 윤이 날 때까지 다듬는 모습을 그려 통증에서 벗어났다. 스스로가 최고의 의사라는 것을 자각한 그는 더없이 건강한 노년을 보내고 있다.

또한 사이먼튼 박사는 현대 의학으로 치료가 불가능하다고 진단받은 159명의 말기 암 환자를 대상으로 상상 치유를 실시했다. 그중 19%는 종양이 완전히 사라지고 22%는 병의 고통스러운 증상이 사라지는 극적인 치유 결과를 얻었다. 이들은 일반 암 환자들보다 2배 이상 오래 살았고, 76%가 활동적인 사회생활을 하며 평온하게 여생을 보냈다. 사이먼튼 박사는 저서 《마음의술》을 통해 상상 치유의 극적인 효과에 대해 이렇게 말한다.

"상상 치유는 환자의 긍정적인 감정을 강화해서 몸을 변화시키

고 치유력을 높여 건강을 회복시킨다. 아울러 바로 자신이 건강과
삶을 이끄는 주체라는 것을 자각하면서 발병 이전보다 더욱 밝은
인생을 살게 만든다."

치료율 1% 미만의 희귀 암을 완치하다

상상 치유를 통해 삶 전체가 바뀐 사이먼튼 박사의 또 다른 환
자를 보자. 보험 회사의 간부인 그는 평소 매우 건강했다. 그러나
믿었던 사람에게 마음의 상처를 받으면서 우울증이 찾아왔고, 그
무렵 사타구니에 혹이 발견되었다. 질병의 기미가 전혀 없었기 때
문에 의아해하면서 정밀 검사를 받았다.

검사 결과는 '2차 미분화 세포암'이었다. 희귀성 암으로 완치
확률이 1% 미만이라는 청천벽력 같은 말을 함께 들었다. 절망에
빠진 그는 우선 화학 치료를 시작했지만 부작용이 커지자 치료를
중단했다.

그 후 어두운 마음이 발병의 뿌리라는 것을 자각하고 사이먼
튼 박사를 만나 상상 치유를 시작했다. 그리고 거짓말처럼 두 달
만에 완치했다. 죽음 앞에서 마음의 치유력으로 살아난 그는 내
면의 무한한 힘을 쓰는 법을 배운 것이 더없이 기쁘다고 전한다.

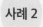

사례 2

무적의 면역체를 그려
악성 바이러스를 퇴치하다

셰일라는 10년간 만성 성기 포진으로 고통을 받았다. 성기 포진은 포진 바이러스에 감염되어 발병하는 성기 부위의 염증성 질환이다. 초기에는 작은 수포와 가려움증이 생기고 나중에는 궤양으로 확산되어 극심한 통증을 수반하기도 한다. 포진은 현대 의학에서 완치법이 없다. 항바이러스성 약물을 쓰면 증상이 잠시 줄지만 계속 재발한다. 셰일라 역시 10년 동안 약물 치료를 받았지만 재발하는 포진의 고통에서 벗어나지 못했다.

그녀가 스트레스와 우울증에 시달릴 때는 어김없이 증상이 심해졌다. 우리 몸에는 바이러스와 병원균을 제압하는 탁월한 의사인 '면역계'가 있다. 감기 바이러스에 감염되어도 자연 치유되는 것은 이 면역계가 있기 때문이다. 하지만 스트레스 호르몬이 분비되면 우리 몸은 순식간에 비상 모드로 전환되고 면역력은 약해진다. 만성 스트레스에 시달리는 현대인들의 면역력이 약한 이유가 바로 이 때문이다. 셰일라 역시 스트레스가 심할 때면 포진 바이러스가 더욱 기승을 부려 통증이 심해졌다.

포진 바이러스 외에도 메르스, 사스 등 다양한 바이러스 질환이 인류를 위협하고 있다. 그 수많은 바이러스를 제압할 수 있는 완치법이 현대 의학에는 없다. 하지만 우리 몸에는 그 어떤 바이러스도 제압할 막강한 면역체가 있다. 그러나 새로운 바이러스 질환이 유행하면 치료약이 없다는 발표가 나오고, 사람들은 불안한 마음에 스트레스가 커진다. 그 스트레스가 바이러스를 더욱 빠르게 확산시킨다.

악성 바이러스와 병원균, 암세포를 제압하는 진짜 약은 언제나 우리 몸속에 있다. 사람마다 그 힘이 다를 뿐이다. 신종 바이러스 질환이 유행할 때 무작정 두려워할 것이 아니라 내 안의 면역체를 강하게 만드는 것이 진정한 치료법이다. 면역력을 무력화시키는 스트레스원을 피하고, 심신을 편안하게 하는 것이 바이러스를 빨리 물리치는 최고의 치유법이다.

여기에 더해 편안하고 밝은 마음을 만드는 상상훈련을 하면 실제 면역체를 강화한다는 사실이 여러 실험을 통해 증명되었다. 앞서 소개한 데이비드 맥클란드 교수와 리처드 데이비드슨 교수의 연구 결과에서도 행복한 상상이 면역체를 강화하는 것으로 나타났다. 밝은 내면으로 이끄는 상상훈련이 실제로 면역력을 키우는 으뜸 약이라는 말이다.

고래가 바이러스를 물리치는 상상 치유

셰일라는 포진 바이러스를 없애는 상상훈련을 시작했다. 온몸의 긴장을 풀고 상상 속의 고래가 혈관을 타고 다니면서 바이러스를 먹는 모습을 그렸다. 그리고 상상 치유를 시작한 후 몇 주일 만에 실제 면역력이 강해졌다는 검사 결과를 받았다. 면역체가 강화되면서 포진 바이러스도 거뜬히 제압했다. 약 복용을 중단했지만 포진은 재발하지 않았다. 오래도록 달고 산 포진 바이러스의 고통에서 완전히 해방되었다.

셰일라의 이야기는 아일랜드의 심리학자인 이안 로버트슨(Ian Robertson) 박사가 전하는 치유담이다. 트리니티대학 심리학과 교수인 그는 저서 《상상하라, 그대로 이루어진다》를 통해 상상훈련의 가치에 대해 이렇게 말했다.

"마음의 눈을 훈련하면 감정을 조절할 수 있을 뿐 아니라 우리 몸의 기본적인 생리 작용도 조절할 수 있다."

콩나물시루 같은 지하철 안에서도 상상으로 짜릿한 스키를 즐길 수 있다고 말하는 로버트슨 박사는 마음의 힘으로 거의 무한대를 경험할 수 있다고 한다.

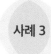

뇌종양을 물리치는
액터버그 박사의 상상 치유

　젊은 여성인 젠은 뇌종양으로 6개월밖에 살지 못한다는 병원 진단을 받았다. 그녀는 충격을 받았고, 동시에 죽음에 대한 공포감이 밀려왔다. 갑자기 쓰러질지도 모른다는 극도의 불안감으로 진정제를 과다 복용하기도 했다.

　젠은 상상 치유의 권위자인 임상 심리학자 진 액터버그(Jeanne Achterberg) 박사를 찾아 상담을 시작했다. 액터버그 박사는 우선 환자에게 나을 수 없다는 생각부터 버리라고 강조했다. 병원에서 말한 시한부 6개월은 평균적인 통계치일 뿐이라는 것도 알렸다. 그리고 젠과 함께 치유에 대한 믿음을 심어줄 자료를 찾았다. 그녀와 비슷한 뇌종양 환자들 가운데 27%가 10년 이상 살았으며 완치한 이들도 있다는 사실을 알아냈다. 바로 그 순간, 젠의 몸은 순식간에 변했다. 제대로 말을 할 수 있게 되었고 멈추지 않던 기침도 사라졌다. 생각이 바뀌자 몸이 바로 변한 것이다. 자신도 나을 수 있다는 희망을 얻으면서 심리적 공포감이 사라지고 몸은 빠르게 호전되었다.

젠에게 시한부 진단을 내렸던 신경외과 의사는 그녀의 기적 같은 변화에 대해 "병에 대한 두려움이 사라졌을 때의 변화가 경이롭다"라고 감탄했다. 젠은 액터버그 박사를 통해 건강한 이미지를 그리는 상상훈련을 배웠고, 꾸준히 실천하면서 완전한 건강을 되찾았다.

시한부 진단을 받고 병세가 빠르게 악화되었던 젠에 대해 액터버그 박사는 이렇게 말한다.

"만일 그녀가 그때 죽었다면 암 때문이 아니라 병에 대한 두려움과 치유에 대한 희망을 모두 잃었기 때문일 것이다. 시한부 진단을 받았다고 해도 기적적으로 나은 사람을 찾아 주목해야 한다. 또 자신도 그렇게 나을 수 있다는 희망에 집중해야 한다. 그럴 때 실제로 치유력이 강해진다."

액터버그 박사는 저서 《상상과 치유》를 통해 다양한 질병의 진단과 치료법으로 상상이 이용된 임상 사례를 전한다. 액터버그 박사가 소개하는 또 다른 환자를 보자.

갑자기 자궁 출혈을 일으켜 병원에서 온갖 방법을 썼지만, 자궁 적출 수술을 해야 하는 여성이 있었다. 출혈이 멈추지 않으면 사망할 수도 있다고 했다. 그녀는 평생 아이를 가질 수 없다는 사실을 받아들일 수 없어 수술을 잠시 미루었다. 그리고 상상을 통해 눈부신 치유의 빛이 자신의 자궁을 감싸는 모습을 집중해서 그렸다. 그러자 신기하게 출혈이 멈추었다. 상상 치유로 순식간에 몸을 바꾼 것이다.

의학의 한계를 넘어서는 무한한 치유력이 상상에 있다고 말하는 액터버그 박사는 '상상은 가장 위대한 치유의 원천'이라고 강조한다.

백혈병 잡는 신나는 상상 게임, 바이오피드백

"매일 우주 전쟁에서 백혈구 부대가 이기는 즐거운 상상을 했어요. 신났죠."

말기 뇌종양으로 6개월 시한부 판정을 받은 후 상상 치유로 완치한 갤럿의 이야기다. 아홉 살 갤럿에게 처음 뇌종양이 발병했을 때 병원에서는 방사선 요법과 화학 요법을 권했다. 소년은 열심히 치료를 받았지만 암세포가 점점 퍼져 다리가 마비되었고, 급기야 시한부 진단을 받았다. 어린 나이에 죽음을 직면한 소년과 가족들은 절망의 시간을 보냈다. 그러다 마지막 희망을 걸고 메닝거 클리닉을 찾아 상상 치유법의 하나인 바이오피드백 치료를 시작했다.

1960년대 말에 등장한 바이오피드백(biofeedback, 생체자기제어요법)은 자신에게 반응이 되돌아오는 생리적 기능을 상상훈련으로 얻는 치유법이다. 생각의 힘을 일깨우고 상상하는 법을 가르치는 것이 치료의 과정이다.

상상을 치료 수단으로 쓰기 위해 우선 환자에게 첨단 기기를 부착하고, 자신의 생각으로 몸을 변화시킬 수 있다는 사실을 알게 한다. 이를테면 '손끝의 체온이 오른다'는 생각에 집중하면 그 변화를 기기를 통해 눈으로 확인할 수 있다. 자신의 생각으로 체온, 혈압, 뇌파, 심장 박동, 근육의 움직임 등을 조절할 수 있다는 사실부터 일깨우는 것이 바이오피드백에서 강조하는 부분이다. 이것은 곧 환자 스스로 생각 훈련을 통해 몸을 치유할 수 있다는 자각으로 이어지기 때문이다.

마음의 무한한 힘을 깨달으면 두려움에서 벗어나고 치유에 대한 믿음이 생긴다. 상상 치유에서 가장 중요한 '나을 수 있다'는 믿음이 자연스럽게 형성되는 것이다. 그런 다음 체계적인 상상훈련을 통해 병적 이상을 바로잡는다.

바이오피드백을 배운 후 호흡을 제대로 할 수 없던 천식 환자가 상상으로 기관지의 압박을 조절해 치유하고, 장의 연동 운동을 상상으로 조절해 만성 설사를 고친 사례도 있다. 어느 심장병 환자는 심장 박동이 비정상일 때마다 소녀가 그네를 타는 모습을 상상했다. 소녀의 그네가 규칙적으로 움직이는 모습을 계속해서 상상하는 훈련을 통해 중증 심장병을 완치했다. 바이오피드백은 상상의 치유 효과를 명확하게 보여주는 치료법이다.

누구나 특별한 치유의 주인공이 될 수 있다

세계적인 병원인 메닝거 클리닉은 체계적인 바이오피드백 프로그램을 만들어 난치병 치료에 활용하는 곳이다. 이곳에서 갤럿은 퍼트리샤 노리스(Patricia Norris) 박사의 지도에 따라 바이오피드백 훈련을 시작했다.

단지 생각으로 손의 혈류량을 늘려 체온을 올리고 근육을 이완시키는 일이 가능하다는 것을 눈으로 확인한 갤럿은 생각의 힘으로 뇌종양을 치유하는 데 빠져들었다.

갤럿은 암 환자들이 일반적으로 쓰는 이미지 대본으로 상상훈련을 시작했다. 몸속에 있는 백혈구가 암 덩어리를 아작아작 먹는 이미지였다. 종양은 질퍽한 햄버거의 고기 덩어리로, 수많은 백혈구는 안테나와 눈이 있는 모습으로 상상했다. 그 백혈구가 종양을 먹어 치워 모두 사라지는 이미지를 반복해서 그렸다.

하지만 어린 갤럿은 그 대본에 곧 싫증이 났다. 좀 더 재미있는 이미지를 그려보고 싶었다. 그래서 우주 전쟁을 방불케 하는 신나는 게임으로 새로운 상상을 시도했다. 자신의 뇌는 태양계이고, 외계 침입자인 뇌종양에 맞서 전투 부대인 백혈구가 물리치는 이미지였다. 전투 부대의 대장에게는 '블루리더'라는 이름을 지어주고, 자신은 관제탑의 사령관으로 그 우주 전쟁을 지휘했다. 그렇게 아홉 살 아이가 좋아할만한 이미지가 완성되었다.

갤럿은 백혈구의 전투부대가 레이저와 미사일을 발사해 침입자인 종양을 없애는, 마치 게임 같은 상상을 즐겁게 반복했다. 주치의인 노리스 박사는 소년의 상상 대본에 맞게 미사일 발사음, 포탄 투하 소리, 종양이 폭발되는 소리 등 적절한 음향 효과를 넣어 실감나는 상상 치유 테이프도 만들어주었다. 어린 갤럿은 절대 죽지 않는다는 각오로 상상의 우주 전쟁을 매일 승리로 이끌었다.

그렇게 1년이 지난 어느 날, 상상 치유를 시작하자 머릿속에서 더이상 종양이 탐색되지 않았다. 백혈구 비행 부대가 머릿속을 샅샅이 뒤졌지만 암은 없었다. 대신 직고 하얀 점이 있었다. 갤럿은 검사를 통해 자신의 상상대로 종양이 모두 사라지고 종양의 흔적만 하얀 석회처럼 남아 있는 것을 확인했다. 소년이 떠올린 이미지와 정확히 일치하는 결과였다.

갤럿이 상상훈련으로 뇌종양을 치유한 것이 1980년도다. 투병 당시 다리가 마비되어 휠체어 신세를 지고 있지만 뇌종양을 완치하고 건강한 어른으로 자랐다. 바이오피드백의 임상 사례로 유명한 그는 자신의 치유에 대해 이렇게 말한다.

"내가 특별한 것이 아니라 어떤 환자도 나을 수 있다. 포기하지 말고 반드시 살겠다는 의지가 가장 중요하다."

갤럿의 완치를 도운 주치의 노리스 박사 역시 같은 말을 했다.

"특별히 잘 낫는 환자가 따로 있는 것이 아니다. 기적적인 치유기를 들려주면서 누구나 특별하게 나을 수 있다는 것을 일깨우면 된다. 그러면 바로 당신도 그렇게 나을 수 있다."

상상 속의 새가 암세포를
모두 먹어 치우다

안젤라는 죽기로 결심했다. 그날은 유방암이 재발했다는 검사 결과와 이혼한 전 남편과의 자녀 양육권 소송에서 패소했다는 재판 결과를 동시에 들은 날이었다. 보고 싶은 아이들을 만나러 갈 차비조차 없는 비참한 현실 속에서 그녀는 더 버틸 힘이 없었다.

자살을 결심하자 하염없이 눈물이 쏟아졌다. 오랜 세월 투병과 고난의 연속이었던 자신의 불행한 삶이 그렇게 끝난다고 생각하자 주체할 수 없이 눈물이 흘렀다. 몇 시간을 정신없이 울고 난 후

불쑥 살고 싶다는 생각이 들었다. 목 놓아 울던 그녀는 신에게 무릎을 꿇고 간절히 기도했다. 살고 싶다고, 살려 달라고.

그리고는 암을 완치한 사람들의 책을 찾아 읽었다. 마음을 바꾸어 기적을 낳은 사람들의 치유기를 읽으면서, 새로운 세상을 만난 듯 벅찬 감동을 얻었다. 평생 감사를 모르고 불안과 불만으로 살아온 그녀에게 신이 구원의 손길을 내민 것 같았다. 극단적인 절망 속에서 죽음을 결심했던 안젤라는 희망을 품고 새로운 삶을 시작했다. 자신의 무한한 힘을 깨닫고 새로 태어난 셈이다.

그녀의 담당 주치의는 장기 출장으로 자리를 비웠고, 다음 진료까지 3주가 남아 있었다. 기다리는 동안 안젤라는 스스로 치유 일정을 짜서 마음 훈련을 실천했다. 가장 먼저 아침 일찍 일어나 떠오르는 해를 보며 살아서 새로운 하루를 맞았다는 것에 대해 감사 기도를 했다. 평생 처음으로 감사하는 마음에 집중하자 삶의 모든 것이 희망으로 다가왔다.

기도가 끝나면 자전거를 타고 신나게 달렸다. 운동을 마친 후에는 완치되는 모습을 집중해서 그리는 상상훈련에 몰입했다. 작은 새 한 마리가 빵 부스러기를 먹는 이미지였다. 면역체는 작은 새로, 암세포는 새가 먹는 빵 부스러기로 그렸다. 온몸에 있는 암세포를 작은 새가 쪼아 먹으며 모두 없애는 평화로운 모습을 그리면서 완치에 대한 믿음을 키웠다.

상상 치유를 시작한 지 3주째 되던 날, 훈련 중 몸이 가벼워지면서 온몸을 휘감는 강력한 에너지가 느껴지는 특별한 경험을 했다. 기적 같은 일이 벌어지고 있다는 것을 직감적으로 알았다.

안젤라는 진료 예약에 맞춰 병원으로 가 검사를 받았다. 검사 결과는 놀라웠다. 암세포가 모두 사라진 것이다. 담당 주치의는 그녀가 암 수술 후 오래도록 병원 치료를 받아온 환자였기 때문에 완치 결과를 믿을 수 없다며 다시 검사를 진행했다. 하지만 결과는 마찬가지였다. 안젤라는 재발한 암을 스스로 완치하고 건강한 몸과 마음으로 다시 태어났다. 그것도 3주 만에 말이다.

그녀의 이야기는 외과 의사이자 통합 의학의 권위자인 버니 시겔(Bernie Siegel) 박사가 전하는 치유담이다. 베스트셀러 《사랑, 의술 그리고 기적》의 저자인 시겔 박사는 병원에서 불치병 선고를 받은 후 기적적으로 치유한 '예외적인 암 환자들' 모임을 운영한 세계적인 심신의학자다. 항암 치료로 머리카락이 빠진 환자들을 위로하기 위해 자신도 머리를 완전히 깎고 진료에 임할 만큼 인술을 펼친 의사이기도 하다. 마음이 기적의 원동력이라는 사실을 전하는 시겔 박사는 안젤라의 치유에 대해 이렇게 말한다.

"많은 사람이 자신이 받은 삶의 축복보다 삶의 문제만을 생각한다. 그러나 그런 문제도 '살아 있어야' 겪는 것이다. 살아 있다는 것 하나만으로도 축복이다. 안젤라가 재발한 암 대신 살아 있다는 데 감사하는 쪽으로 생각의 방향을 돌리면서 기적이 시작되었다."

삶의 고통 대신 감사할 일에 집중하면서 기적의 문을 열었다는 말이다. 덧붙여 자신의 마음의 힘을 깨닫고 건강한 모습을 상상하라고 강조한다.

"마음속으로 그리는 모습 그대로 몸이 따라간다. 상상하는 것은 결국 현실이 된다. 당신이 머릿속으로 상상한 영화가 큰 감동으로 세상 사람들에게 상영될 것이다."

지금 당신이 간절히 원하는 것을 이룬 빛나는 모습을 그리는 상상, 이것이 바로 기적을 향해 뻗어가는 길이다.

고혈압, 당뇨, 치매를 치유하는 알파파

"조깅을 좋아했는데 무릎을 다쳐 운동을 못 하니 건강 상태가 최악입니다."

"상상 속에서 마음껏 달려보세요. 효과가 있습니다."

일본의 저명한 의사인 하루야마 시게오 박사가 당뇨와 통풍을 앓는 40대 남성 환자에게 한 처방이다. 한마디로 '상상 조깅'이다. 그 환자는 믿기지 않았지만 제대로 움직일 수 없는 상황이었기 때문에 주치의가 처방한 대로 실천했고, 즐겁게 달리는 자신의 모습을 상상해 마침내 건강을 되찾았다. 200mg/dL 이상이던 혈당치가 150mg/dL 이하로 떨어졌고, 요산치도 정상을 회복했다. 상상조깅이 실제 치유 작용을 한 것이다.

저서 《뇌내혁명》을 통해 '긍정적인 생각을 하면 뇌에서 분비되는 물질이 바뀌면서 몸과 마음이 건강해진다'고 강조한 시게오 박사는 명상, 식사, 운동으로 놀랄만한 임상 결과를 낸 유능한 의사다. 특히 탁월한 통찰력으로 마음의 힘을 간파한 그는 즐거운 상상을 하는 것이 누구나 쉽게 할 수 있는 효과적인 명상이라고 말한다. 즐거운 상상을 할 때 뇌파가 쉽게 알파파로 변하고, 심신이 건강하게 변하기 때문이다.

뇌파란 뇌의 활동, 즉 신경 세포에서 전기 화학적 정보 전달이 이루어질 때 나오는 전자기파를 말한다. 뇌파의 주파수에 따라 마음 상태를 바로 알 수 있는데, 마음이 안정되고 편안할 때는 '알파파', 마음이 복잡하고 불안할 때는 '베타파'가 주로 나온다. 명상을 하거나 창의적이고 즐거운 일을 할 때는 알파파가 급증한다. 몸과 마음이 긴장되고 병이 있는 경우는 베타파가 많이 나온다. 베타파가 많더라도 밝고 즐거운 생각으로 바꾸면 뇌파도 변한다. 무슨 생각을 할 때 마음이 가장 편안하고 즐거운지는 사람마다 나르지만, 그것을 뇌파 측정기로 찾아낼 수 있다. 덕분에 쉽게 과학적인 상상 대본 처방이 가능하다.

시게오 박사는 우울증, 고혈압, 비만, 불면, 환청 등 여러 만성 질환에 시달리는 여성 환자와 상담하면서 그녀가 좋아하는 것부터 찾았다. 꽃을 좋아한다는 것을 알게 된 후 관련 영상을 보여주자 순식간에 알파파가 급증했다. 그녀에겐 꽃이 약이라는 말이다. 꽃 관련 영상을 자주 보고 상상하라는 처방을 받은 환자는 그대로 실천해서 심신의 건강을 되찾았다. 자신에게 즐거운 감정을 불러일으키는 대상을 집중해서 떠올리면 마음이 밝아지는 것과 더불어 몸도 치유된다.

'상상 비행'으로 당뇨와 고혈압 치유

"새가 되어 하늘을 나는 상상을 해보세요."

항공사 직원이었던 젊은 시절, 비행기를 타고 다닐 때가 가장 좋았다는 60대 환자에게는 상상 비행을 권했다. 공복 시의 혈당이 273mg/dL인 중증 당뇨에, 혈압이 170~180mmHg인 중환자였다. 환자는 처방대로 하늘을 신나게 나는 상상에 몰입했다. 후지산 위를 비행할 때의 모습을 생생하게 기억하기 때문에 쉽게 이미지를 그릴 수 있었다. 즐거운 상상에 몰입하자 빠르게 마음이 밝아졌고, 몇 번의 상상훈련으로 중증 당뇨와 고혈압을 완치했다.

즐거운 상상훈련으로 초기 치매가 호전된 경우도 있다. 갑자기 치매가 발병한 58세의 남성 환자였다. 자신이 1분 전에 한 말도 기억하지 못할 만큼 병세가 빠르게 악화되었다. 산책하러 나갔다가 집을 찾지 못하는 일도 부지기수였다. 절망감, 불안감으로 인해 가족들과 자주 다투면서 병세는 더욱 나빠졌다. 시게오 박사는 그 환자가 좋아하는 것부터 점검했고, 과거 낚시광이었다는 사실을 알아냈다.

"낚시 좋아하시죠? 이 영상을 좀 보세요."

낚시 관련 영상을 보자 어둡던 그의 얼굴이 바로 환해졌다. 박사는 기억력을 되살리면서 두뇌 활동이 원활하도록 대화를 이어갔다.

"젊을 때 낚시하면서 겪은 재미난 이야기를 들려주세요."

환자는 과거의 기억을 떠올리며 즐거웠던 경험담을 말하기 시작했다. 얼마나 큰 물고기를 잡았고, 얼마나 신났는지 회상하면서 차츰 기억력도 되살아났다.

"앞으로 틈이 날 때마다 눈을 감고 낚시를 하면서 즐거웠던 기억을 세세히 떠올려보세요. 현재는 이게 최상의 약입니다."

그 환자는 처방대로 실천했고, 몇 주 후 뇌파 검사에서 알파파가 많이 증가한 것으로 나타났다. 기억력을 회복해 혼자 산책한 후 집에 찾아올 수 있게 되었다. 자주 화를 내면서 다투는 일도 사라졌고, 콜레스테롤 수치도 정상이 되었다.

환자 자신은 물론이고 가족들의 고통이 심각한 난치병이 바로 치매다. 그런 병도 즐거운 상상훈련으로 회복이 가능하다. 기억력 감퇴 현상이 나타나는 치매 초기에 상상 치유의 원리를 제대로 이해하고 자신이 즐겁게 몰입할 영상 등을 자주 보면서 적극적으로 상상훈련을 하면 다시 건강한 뇌를 만들 수 있다.

죽는 순간까지 새로운 뇌세포가 태어난다는 것은 첨단 과학이 새롭게 밝힌 의학적 사실이다. 행복한 상상훈련이 건강한 신생 뉴런의 생성을 촉진해 난치병인 치매에도 치유의 문을 열어준다.

휠체어에서 일어나 걷게 만든
디스펜자 박사의 멘탈 리허설

성공한 사업가이자 다섯 자녀를 둔 단란한 가정의 어머니인 조앤은 가정생활과 사회생활을 완벽하게 해내는 슈퍼우먼으로 살아왔다. 그런 그녀가 59세에 다발성 경화증을 진단받으면서 무너지기 시작했다.

면역계가 중추 신경계를 공격해서 발병하는 다발성 경화증은 팔다리가 무감각해지면서 마비로 이어지는 불치병이다. 감각과 운동 기능이 빠르게 약화된 그녀는 목발과 휠체어에 의지하게 되었다. 그렇게 몸이 마비되어서야 비로소 자신의 삶을 돌아보았다.

완벽주의자인 그녀는 늘 바쁜 일상에 쫓기며 살았고, 어느 한순간도 만족과 감사의 마음을 가져본 적이 없었다. 내면으로 끊임없이 더 나아져야 한다고 자신을 질책하면서 살아온 것이다. 가족과 주변 사람들을 꼼꼼하게 챙기면서 정작 자신의 스트레스는 누구에게도 말하지 않았고, 서서히 마음이 병들고 있었다. 그 어두운 마음이 발병의 근본 원인이라는 것을 깨달은 그녀는 마음 치유를 시작했다.

상상 치유의 세계적인 권위자인 조 디스펜자(Joe Dispenza) 박사의 상상 치유 워크숍에 참여해 내면을 바꾸는 훈련에 집중했다. 완전하게 건강을 되찾은 자신의 모습을 상상하면서 그 상황에서 느낄 기쁨과 감사의 감정에 빠져들었다. 그러자 가슴 가득 환희가 차올랐다. 자신이 환자라는 사실은 잊고, 평생 처음으로 '자신이 이미 완전한 존재'라는 사실을 벅찬 감동과 함께 자각했다.

곧 기적이 일어났다. 혼자 힘으로 걷지 못했던 그녀가 의자에서 일어나서 걷기 시작한 것이다. 몇 년간 꼼짝도 안 하던 다리가 움직였다. 상상훈련을 통해 기적적으로 치유한 그녀는 완전히 새로운 인생으로 다시 태어나 축복의 날들을 보내고 있다.

원하는 미래의 모습을 밝은 감정으로 상상하는 '멘탈 리허설'

조앤의 주치의인 디스펜자 박사도 젊은 시절 마법 같은 치유를 경험한 기적의 주인공이다. 대형 교통사고로 척추가 무너져 회복이 힘들다는 진단을 받았지만 자신의 힘을 믿고 상상 치유를 실천해서 건강을 되찾았다. 의사들이 권하는 부담스러운 수술 대신 자신의 치유력을 깨워 완치한 것이다.

그 극적인 경험 이후 마음을 과학적으로 탐구해왔고, 전 세계를 다니며 상상 치유 워크숍을 열어 난치병 환자들을 치유하고 있다. 저서 《당신이 플라시보다》를 통해 현대 의학이 불치라고 규정한 다골성 섬유성 골이형성증, 하시모토병, 다발성 경화증, 파킨슨병, 루푸스, 외상성 뇌 손상, 종양, 관절염, 중증 알레르기, 사지마비 장애 등 다양한 난치병의 기적 같은 치유 사례를 전한다.

디스펜자 박사의 치유 활동에서 주목할 점은, 상상훈련 중에 일어나는 심신의 변화를 과학 장비로 측정해 제시한다는 점이다. 뇌의 전기 활동을 측정하는 뇌전도 측정기, 뇌전도 측정 데이터를 컴퓨터로 분석하는 정량적 뇌전도 측정기, 심장 리듬을 측정해서 분석하는 심박 변이도 분석기, 생물 에너지장 내부의 변화를 측정하는 기체 방전 구상기 등 첨단 과학 장비를 이용해 상상훈련 중의 뇌와 심장 기능, 유전자 발현, 에너지 변화 등을 측정해서 과학적 결과를 내놓았다. 상상 치유의 무한한 효과를 바로 이해할 수 있는 과학적 자료를 제시한 것이다.

디스펜자 박사의 상상 치유 프로그램은 '멘탈 리허설'이라고 부른다. 멘탈 리허설이란, 자신이 원하는 미래의 모습을 반복해서 상상하는 것이다. 상상훈련에서 가장 중요한 것으로 '분명한 의도'와 '고양된 감정'을 꼽는다. 뇌 속의 오래된 신경 회로와 몸속의 중독된 어두운 감정을 넘어서는 높은 수준의 에너지를 만들기 위해서는, 분명한 의도를 가진 결심과 상상의 경험으로 실제 벅찬 감정을 느끼는 것이 중요하다는 설명이다. 새로운 생각은 새로운 신경 회로를, 새로운 감정은 새로운 화학 물질을 생산하고 새로운 유전자를 활성화시켜 결국 새로운 몸을 만들어 낸다.

디스펜자 박사가 진행하는 상상 치유 워크숍에서는, 조앤의 기적처럼 루푸스 환자가 몇 시간 혹은 며칠 만에 건강을 되찾고, 파킨슨병을 오래 앓던 환자가 더 이상 몸을 떨지 않고, 외상성 뇌 손상이 치유되고, 몸속의 종양들이 사라지고, 오래된 관절염의 통증이 순식간에 사라지는 기적이 일어나기도 한다. 몇 시간짜리 상상 훈련을 통해 이런 기적을 낳는 건 우리 모두의 내면에 한계가 없는 치유력이 있다는 말이다.

기적적인 치유는 '신경 화학적' 변화보다 '에너지'의 변화

디스펜자 박사는 한순간에 기적적인 치유가 일어날 때 주목할 점은 신경 화학적 변화보다 에너지의 변화라고 설명한다.

"세포 내 수용 영역은 신경 펩타이드 같은 물리적, 화학적인 신호보다 에너지와 에너지 진동에 백배는 더 민감하게 반응한다. 그 전자기 신호가 유전자의 행동을 바꾼다. 전자기장 에너지의 특정 주파수(진동수)가 유전자의 활동과 모든 생명 활동에 영향을 준다."

우리 몸을 구성하는 아원자 입자들은 다양한 주파수로 진동하면서 전자기장을 만든다. 진동이 빨라질수록 방출되는 에너지가 커지고, 진동이 느려지면 에너지도 약해진다. 선풍기의 날개가 천천히 돌아갈수록 바람이 약해지는 것과 같은 이치다.

건강한 사람의 뇌파를 측정하면 주파수가 높고 진동의 일관성이 있다. 에너지의 진동이 빠르고 규칙적인 리듬이 있다는 말이다. 하지만 아픈 사람의 경우 주파수가 낮고 진동의 일관성도 없어 뇌파에 불협화음만 가득하다. 상상훈련을 통해 낮은 에너지 상태에서 높은 에너지 상태로 변하며 기적적인 치유의 경우 에너지가 더욱 극적으로 변한다.

사지 마비 환자인 존의 경우가 바로 그렇다. 교통사고로 척수가 심각하게 손상되어 평생을 사지 마비로 살아야 한다는 진단을 받은 그는 디스펜자 박사의 상상 치유 워크숍에 참여했고, 혼자 일어나서 걷는 기적을 보였다. 그 기적적인 치유의 과정이 훈련 중의 뇌파 측정에서 그대로 나타났다.

뇌전도 측정기를 쓰면 사용하는 에너지의 양을 색깔로 알 수 있는데, 훈련 전에는 에너지가 매우 낮아 인지 능력이나 육체적 통제 능력이 저하된 상태를 나타내는 파란색이 대부분이었다. 이렇게 손상된 뇌가 훈련을 시작한 후 90%에서 정상적인 상태를 뜻하는 녹색으로 나타났다. 4일만에 일어난 극적인 변화이고, 기적적인 회복이다. 디스펜자 박사는 손상된 척수를 기적적으로 치유한 것은 화학 물질이나 분자가 아니라 에너지라고 설명한다.

"생각을 바꾸는 훈련으로 에너지를 바꿀 때, 실제로 몸속 원자들의 주파수를 높여 에너지장을 증폭시킨다. 원자 선풍기들을 더 빨리 돌아가게 만드는 것이다. '새로운 나'를 받아들이고 희망, 기쁨, 감사와 같은 밝은 감정을 벅차게 느낄 때 원자들의 선풍기 날개가 더 빨리 회전하면서 몸의 에너지장이 증폭된다."

건강한 자신의 모습을 상상하면서 벅찬 감정을 느낄 때 몸을 구성하는 아원자 입자들이 더 빠른 주파수로 진동하고, 에너지장이 급격하게 강해지면 기적적인 치유도 가능하다는 말이다.

한순간에 낫는 기적이 아니어도 상상훈련을 꾸준히 반복하면 누구나 건강해진다. 생각을 밝게 바꾸고 상상으로 자신의 건강한 상태를 계속 경험하면 건강한 몸과 마음으로 변화한다. 디스펜자 박사는 누구나 '병든 자아'를 생물학적, 신경학적, 화학적, 유전적으로 바꾸어 '건강한 자아'로 만들 수 있다고 강조한다.

만성 질병, 암에서 벗어나는
해밀턴 박사의 상상 치유

만성 천식과 당뇨에 시달려온 린다가 대장암까지 얻었다. 새로운 사업을 시작하려고 정신없이 뛰어다니다가 더 큰 병을 얻은 것이다. 암 선고 이후 한동안은 절망의 시간을 보냈다. 하지만 곧 마음을 추스르고 반드시 건강을 되찾겠다고 결심했다.

그녀는 우선 자신이 왜 계속 아픈지 이유를 찾았다. 발병과 치유에 대해 공부하면서, 어두운 마음이 병의 뿌리라는 것을 알았다. 과거의 일에 대해 너무 집착하고 부정적으로 생각하는 습관이 병을 일으킨 것이다.

그녀는 어두운 내면을 바꾸기 위해 마음 치유를 시작했다. 자신에게 가장 효과적인 상상훈련 대본도 만들었다. 훈련은 자신의 내면에 분명하게 메시지를 전하면서 시작했다. "내 삶의 모든 부정적 경험을 놓아버리고 고통을 준 이들을 용서한다. 내 마음은 완벽한 상태에 있고, 내 몸의 모든 기관과 어우러져 건강하게 움직인다"라고 자신에게 확언의 메시지를 입력했다.

그런 다음 몸이 치유되는 과정을 상상했다. 진공청소기가 코에서 분비되는 점액을 빨아들이는 모습을 그렸다. 허파로 공기가 원활하게 흐르고, 코로 마음껏 자연의 향기를 맡는 모습도 상상했다. 하얀빛이 머리 위에서 쏟아져 들어와 몸의 모든 나쁜 것이 사라지는 모습도 그렸다. 상상의 마지막은 건강을 되찾은 후 행복한 자신의 모습을 떠올리는 것으로 마무리했다. 친구들과 어울려 파티하고, 춤추고, 여행하는 모습을 상상하면서 그 기쁜 감정을 충분히 느꼈다.

매일 20분씩 상상훈련에 몰입한 그녀는 자신이 상상한 대로 완치했다. 당뇨와 천식도 말끔하게 나아서 천식 스프레이는 물론 모든 약을 끊었다. 여러 난치병을 달고 산 린다는 "내 삶에서 이렇게 건강하고 행복한 것은 평생 처음이다"라고 말했다. 병을 치유하면서 비로소 삶 전체를 완전히 치유한 것이다.

린다의 이야기는 생화학자이자 상상 치유의 권위자인 데이비드 해밀턴(David Hamilton) 박사가 전하는 치유담이다. 해밀턴 박사는 저서 《마음이 몸을 치료한다》를 통해 상상 치유로 나은 세계 각국 환자들의 치유기를 전한다.

양자 세계로 들어가서 건강한 파동 그리기

'우리 몸은 언제나 자체적으로 약을 만든다'고 하는 해밀턴 박사의 다양한 상상 대본 중에는 '양자장 치유법'이라는 독특한 대본도 있다. 상상으로 양자 세계, 즉 병든 부위의 세포, DNA, 원자, 아원자 세계에 단계적으로 들어가면서 병든 파동을 건강하게 바로 잡는 과정을 시각화하는 것이다. 질병도 양자장 내에선 에너지 파동이므로, 그 병든 파동을 건강하게 바꾸는 것을 상상하면 효과적이라는 말이다. 질병의 파동은 폭풍 치는 바다의 모습으로 그리고, 건강한 파동은 조약돌이 수면 위로 아름다운 물결을 그리며 퍼져가는 모습으로 그린다.

이 양자장 치유 대본으로 상상훈련을 해서 갑상샘종이 순식간에 사라진 환자도 있고, 화상의 통증과 상처가 바로 나은 사람도 있다. 해밀턴 박사는 상상 치유 전문가들의 다양한 대본 가운데 자신에게 가장 효과적인 것을 찾아 적용해야 한다고 강조한다.

해밀턴 박사의 상상 치유 워크숍에 참여한 한 남성은 어린 딸의 원격 치유를 시도해 성공하기도 했다. 그는 천식을 앓는 어린 딸이 완치된 모습을 몰입해서 상상했고, 실제로 치유 에너지가 전달된다는 특별한 느낌을 강하게 받았다. 아빠가 원격 치유를 시도한다는 사실을 몰랐던 딸은 거짓말처럼 깨끗하게 나았다. 자신의 생각만으로 누군가를 치유하는 원격 치유 능력도 상상훈련을 통해 익힐 수 있다는 말이다.

병은 약이 아니라 마음이 치료한다고 말하는 해밀턴 박사는 상상하는 순간 마음이 물질을 변화시킨다고 강조한다.

사례 9

죽음 앞에서 소생하는
용서와 사랑의 상상

40대인 핸슨은 결혼 생활 실패와 마약 중독자가 된 아들로 인해 깊은 절망에 빠져있을 때, 헤아리셀 백혈병 진단과 2년의 시한부 인생을 선고받았다. 죽음과 마주한 그는 한동안 고통의 시간을 보냈다.

상상 치유 전문가인 칼 사이먼튼 박사를 만나 마음의 힘에 눈뜨면서 비로소 치유의 길로 들어섰다. 그는 어두운 내면을 바꾸고, 건강하고 행복한 모습을 그리는 상상훈련에 집중했다. 동시에 오랜 마음의 상처도 치유해갔다. 그는 어린 시절 아버지로부터 제대로 사랑받지 못하고 자랐다. 아버지는 그에게 한 번도 사랑한다는 말을 하지 않았고, 따뜻하게 안아준 적도 없었다. 그 사랑의 결핍이 큰 상처로 남아 있었다.

그는 상상 속에서 아버지와 만났다. 두 개의 의자에 마주 보고 앉아, 다섯 살 꼬마로 돌아간 자신이 아버지에게 하고 싶은 말을 다 하는 모습을 상상했다. 어린 시절에는 차마 무서워서 할 수 없었던 말을 모두 쏟아냈다. 그런 다음 아버지가 앉은 자리에 중년이 된 현재의 자신이 가서 앉는 모습을 상상했다. 아버지의 입장이 되어보기 위해서다.

바로 그 순간 아버지의 사랑을 깨달았다. 사랑을 표현하지 않았던 할아버지로부터 무뚝뚝함을 배운 아버지는 가족을 사랑했지만 그 마음을 제대로 전하지 못한 것이다. 가족을 위해 힘든 일을 마다하지 않고 자식들에게 좋은 환경을 제공하기 위해 열심히 산 것이 아버지에겐 최선의 사랑 표현이었다.

그런 사실을 깨닫고 핸슨은 소리 내어 울었다. 가여운 아버지와 아버지를 오해했던 자신을 생각하며 울고 또 울었다. 그는 평생 부모에게조차 사랑받지 못한 자신을 가치 없는 존재라고 여겼다. 결국 자신을 온전히 사랑하지 못한 채 어두운 삶을 살아온 것이다. 그러나 아버지의 사랑을 깨달으면서 그의 삶은 완전히 달라졌다. 자신이 얼마나 소중한 존재인지를 깨닫고 난 후 저절로 어두운 마음이 밝아졌다. 마약 중독자인 아들에게도 사랑을 일깨워주고 싶었다.

핸슨은 아들에게 "언제나 변함없이 너를 사랑한다. 네가 스스로 마약 중독에서 벗어날 거라고 굳게 믿는다"라는 말과 함께 사랑의 마음을 보여주었다. 그러자 아들도 변하기 시작했다. 자신과 가족, 세상을 사랑하는 마음을 얻은 핸슨은 빠르게 회복되었고, 아버지의 사랑을 깨달은 지 4개월 만에 완치 판정을 받았다. 완전히 새로 태어난 핸슨은 자신의 투병에 대해 이렇게 말한다.

"희귀성 불치 암으로 죽음을 선고받던 날은 사십 평생 최악의 날이었다. 하지만 '시한부 선고'라는 인생에서 가장 나쁜 일이 결국 가장 좋은 일이 되어 새로운 삶을 열어주었다."

암이 그에게 사랑을 일깨우고 '온전히 사랑하는 법'을 가르친 스승이 되었다는 말이다. 핸슨 외에도 사이먼튼 박사의 환자 가운데는 사랑의 마음을 회복해 난치병을 치유한 이들이 많다.

30대의 유방암 환자 엘렌도 그런 경우다. 그녀는 어린 시절 마음의 상처를 준 어머니를 평생 원망하면서 살았다. 그 분노의 감정이 암을 키웠고, 암세포는 빠르게 퍼져 뼛속까지 전이되었다. 사이먼튼 박사를 만나 마음의 상처가 몸의 병을 만들었다는 것을 알게 된 후 어머니를 용서하는 훈련을 시작했다. 상상 속에서 어머니와 만나 그녀의 입장이 되어보고 진심으로 용서하는 모습을 그렸다. 평생 달고 산 분노의 감정을 용서로 바꾸면서 비로소 내면의 어둠이 밀려났다.

마음을 들여다보면서 그동안 삶을 엉망으로 살아온 자신을 미워한다는 것도 깨달았다. 그 후 완전한 자신이 상처 많은 자신을 따뜻하게 안아주며 위로하는 모습을 상상하면서 스스로에 대한 사랑을 찾아갔다. 그러면서 그녀는 빠르게 변했다. 평생 경험하지 못한 밝은 마음과 삶의 활력을 얻었고 건강도 호전되었다. 상상 치유를 시작한 지 1년 만의 일이었다. 병의 완치와 함께, 태어나서 처음으로 삶의 평화도 얻었다.

부모나 타인으로부터 받은 마음의 상처를 용서로 풀고, 자신과 세상을 사랑하는 법을 배우면서 기적적으로 치유한 이들은 셀 수 없이 많다. 질병의 고통은 제대로 사랑하는 법을 가르쳐 삶 전체를 치유하도록 이끄는 사랑의 전령인 것이다.

생각만으로 환자를 치료하는
천재들의 비밀

내 생각으로 자신의 몸과 마음을 치유하는 일을 넘어서 타인을 치료할 수도 있을까? 그것도 직접 만나지 않고, 생각만으로 중증 환자의 치유가 가능할까? 가능하다는 것을 증명한 상상을 초월한 천재들의 이야기를 보자.

하와이주립병원에서 임상 심리치료사로 일한 이하레아카라 휴렌(Ihaleakala Hew Len) 박사는 중증 정신질환자들을 만나지 않고 자신의 생각과 감정을 정화해서 병동 전체의 환자들을 치료했다. 그 기적의 치유법은 '호오포노포노(Hooponopono)'라고 불린다.

'오류를 바로잡다'는 뜻을 가진 호오포노포노는 하와이의 전통 요법에 바탕을 둔 참회와 용서, 사랑의 치유법이다. 고대 하와이 사람들은 현재의 생각이 과거의 어두운 기억들로 왜곡될 때 오류가 발생하고 병과 삶의 모든 문제가 생긴다고 여겼다. 무의식 속에서 끊임없이 반복되는 기억의 재생으로 인해 질병과 갈등, 불행 등의 문제가 생긴다는 말이다. 모든 문제의 해법을 자기 내면에서 찾는, 그들이 만든 자가 치유법이 바로 호오포노포노이다.

치료의 과정은 간단하다. 환자의 차트를 보면서 자신이 느낀 어두운 감정을 정화하는 것이 전부다. 범죄를 저질렀다고 적힌 환자의 차트를 보면 대부분 놀라고 마음이 어두워질 것이다. 이런 자신의 생각과 감정을 정화하면 나와 연결된 그 환자도 정화되어 낫는다는 것이 치유의 원리다.

환자를 치유하기 위해 환자를 바라보는 내 생각을 치유하는 것. 이게 곧 '관찰자 효과'다. 보는 사람이 생각하는 대로 창조된다는 관찰자 효과는, 우리의 생각이 창조의 에너지라는 것을 일깨운 인류가 찾은 가장 위대한 발견이다. 창조의 주체가 내 생각이라는 것은, 환자를 보는 내 생각만 바로잡으면 된다는 말이다. 중증 정신질환자들을 불쌍하게 보는 것은 불쌍해지는 에너지를 주는 것이고, 불치라고 보는 것은 불치의 에너지를 주는 것이다. 하지만 평온하고 건강하게 그 사람을 보면 실제 그런 에너지를 주어 그렇게 변해간다.

교사들이 천재라고 생각한 아이들이 실제 천재로 변한 '피그말리온 효과'나, 평화 명상으로 세상을 평화롭게 만들 수 있다고 생각한 마하리시가 실제 각종 사고와 분쟁을 줄이는 '마하리시 효과'를 낸 것과 같은 맥락이다. 타인의 치유를 바란다면 그를 보는 자신의 내면부터 치유해야 하는 것이다.

오래도록 영성 수련을 해온 휴 렌 박사는 '창조의 주체가 내 마음'이라는 과학적 진리를, 자신의 생각만으로 중환자들을 치유하면서 명쾌하게 증명해보였다. 휴 렌 박사가 자신의 내면을 정화하는 도구로 사용한 것은 '사랑'이다. 환자들의 기록을 보면서 자신이 느낀 어두운 감정에 대해 참회하고 사랑으로 채운다. 내면이 사랑으로 바뀌면 환자 역시 동일한 에너지의 변화를 경험한다. 환자의 어두운 내면에 사랑이 들어서면 심신이 치유되는 기적이 일어난다. 자신의 내면을 사랑으로 채우는 것이 곧 나와 남, 세상을 더불어 치유한다는 말이다.

휴 렌 박사는 "기억으로부터 자유로워질 때, 우리의 무의식은 한계가 없는 제로 상태가 되어 경이로운 기적을 만든다"라고 말한다. 그 제로 상태를 만드는 방법으로 "사랑합니다, 미안합니다, 용서하세요, 고맙습니다"라고 말하길 권한다. 이러한 말들이 사랑에 집중하게 만드는 도구인 셈이다.

무한한 가능성을 진심으로 받아들일 때 기적이 일어난다

단지 자신의 생각만으로 환자를 진단하고 치료하는 천재는 또 있다. 세계적인 영성 지도자이자 《영혼의 해부》의 저자인 캐롤라인 미스(Caroline Myss)는 탁월한 의학적 직관력으로 환자를 보지 않고 병을 진단한다. 하버드대학교 의과대학 출신의 저명한 신경과 의사 노먼 쉴리(Norman Shealy) 박사는 임상 실험을 통해 그녀의 원거리 진단이 95% 정도 정확하다는 것을 입증했다. 이는 임상 경험이 풍부한 명의가 첨단 기기로 검사한 다음 내리는 진단보다도 더 높은 수치이다. 몸, 마음, 영혼의 건강법을 전하는 캐롤라인 미스는 난치병 환자들에게 스스로 치유하는 길을 가르치는 힐러로 활동하고 있다.

세계적인 영성 지도자이자 상상 치유 전문가인 프랭크 킨슬로우(Frank Kinslow) 박사도 자신의 생각으로 온갖 난치병을 치료하는 천재다. 치료 과정은 오직 자신의 내면에서 이루어진다. 척추를 다친 환자라면, 우주에서 선택한 정상적인 척추가 그 환자의 몸 안으로 들어가서 건강해지는 모습을 그린다. 자신의 내면에서 그리는 대로 환자는 거짓말처럼 낫는다. 단지 생각만으로 전 세계의 많은 환자를 치료하는 킨슬로우 박사는 이렇게 말한다.

"우주에 존재하는 무한한 가능성을 진심으로 받아들이면 어떤 병도 바로 나을 수 있다."

생각이 창조의 에너지라는 것이 과학적으로 밝혀지지 않았다면, 이들 천재들은 단지 기인으로만 여겨졌을 것이다. 하지만 이제 우리는 안다. 그들은 자신의 천재성을 깨운 사람들이라는 것을. 그리고 우리 모두에게 그런 무한한 힘이 잠자고 있다는 것을!

우리는 상상을 초월한 존재다. 오직 자신의 생각만으로 타인을 치유할 수도 있다. 앞서 소개한 한 평범한 남성은 상상훈련을 시작해 집에 있는 딸의 천식을 낫게 했다. 그는 마음 훈련을 오래 해온 전문가가 아니다. 평범한 사람도 자신의 무한한 힘을 제대로 깨달으면 한순간에 비범한 능력이 깨어난다.

자신의 천재성을 깨우는 사람들이 점점 늘고 있다. 내면을 온전히 바꿀 수 있다면 당신도 가능하다. 우리는 모두 기적의 씨앗이고, 기적 그 자체다.

"내 마음의 힘으로 낫지 못할 병도, 이루지 못할 일도 없다." 이 귀한 깨달음이 치유와 창조의 에너지로 온전히 쓰이도록 뉴마인드 트레이닝을 시작하는 날, 그 날이 당신의 빛나는 '두 번째 생일'이 될 것이다.

PART 4

기적을 깨우는
'뉴마인드 트레이닝'

앞 장을 통해 우리는 내 안에 얼마나 엄청난 힘이 존재하는지를 자각했다. 의학적 불치병을 스스로 완치하고, 죽음 앞에서도 살아나고, 먹지 않고도 건강하게 살고, 1주일 만에 20년이 젊어지고, 휠체어에서 1시간 만에 일어나는 일이 가능하다는 것을 알았다.

그리고 이 모든 '기적'의 근거를 정신 신경 면역학, 뇌 과학, 후성 유전학, 양자 물리학 등 최첨단 과학의 눈으로 온전히 이해하게 되었다. 생각을 바꾸면 신경 화학 물질이 변하고, 뇌가 변하고, 유전자 활동 스위치가 변하고, 에너지장이 변해서 마음과 몸, 삶이 변한다는 사실을 깨달았다.

이미 당신은 변하기 시작했다

• • •

우리 안에 내재된 상상초월의 힘을 자각하면서 치유 의지가 샘솟고, 삶의 희망이 느껴진다면 이미 당신의 몸과 마음은 바뀌고 있다. 생각과 감정이 변하는 순간 저절로 몸도 변한다. 이 깨달음으로 건강한 심신이 되도록 온전히 바꾸어야 한다.

하지만 이것이 만만치가 않다. 마음의 관성, 즉 '생각하는 습관' 때문이다. 뇌에는 지금까지 우리가 반복해온 생각으로 인해 고정된 신경망이 형성되어 있다. 어두운 생각만 하도록 뇌 회로가 고정되는 것이다. 부정적인 생각의 습관으로 항상 무언가에 불평하고 분노하며 어두운 감정에 중독된 이들도 많다. 결과적으로 각종 스트레스 호르몬에 무방비로 노출되어 심신의 병을 부추기고 계속해서 어두운 인생 속에 사는 것이다.

그렇다면 생각의 습관은 어떻게 바꿀까? 답은 유일하다. 새로운 마음이 되도록 훈련해야 한다. 내면을 밝게 이끄는 훈련을 통해 부정적인 생각의 습관에서 벗어나면 고정된 신경망과 중독된 어두운 감정에서 해방된다. 비로소 새로운 마음이 되는 것이다. 치유와 창조의 원천인 마음을 새롭게 하는 것이, 건강한 심신과 원하는 인생을 만드는 지름길이다.

지난 수천 년간 인류의 스승과 세계적인 석학은 마음 공부, 마음 치유, 마음 수련 등 다양한 이름으로 마음을 고요히 하고 내면의 힘을 깨우는 방법을 제시했다. 그 훌륭한 방법을 기반으로 누구나 쉽게 실천하고, 빠르게 효과를 얻는 과학적 마음 훈련법을 새로 구성했다. 바로 '뉴마인드 트레이닝'이다.

뉴마인드 트레이닝의 핵심은 '삶의 밝은 면에 주목하면서, 더 밝은 미래상을 상상하는 것'이다. 훈련법은 크게 어두운 기억과 마음의 상처를 치유하기 위한 '정화훈련', 주목할 대상을 선택해 밝은 생각의 습관을 만드는 '주목훈련', 보다 빠르게 건강한 몸과 마음을 만드는 '상상훈련' 세 가지로 나뉜다. '정화훈련'은 수천 년 이어져온 불교 수행법을 근간으로 만든 존 카밧진 교수의 마음챙김 명상법과 세계 여러 나라에서 이어져온 전통 명상법을 종합해 구성했으며, '주목훈련'은 신경심리학자 지아코모 리졸라티 박사가 발견한 거울 뉴런과 심리학자 프레드 브라이언트 박사의 주목 실험 결과를 바탕으로 구성했다. 또한 '상상훈련'은 놀라운 임상 사례로 주목받은 상상 치유의 세계적 권위자 칼 사이먼튼 박사와 조 디스펜자 박사를 비롯, 3장에 소개한 전문가들의 훈련법을 종합해서 누구나 쉽게 따라할 수 있도록 구성했다.

이제 '건강한 나', '원하는 나'로 새로 태어나자

• • •

'뉴마인드 트레이닝'을 통해 무한한 치유력과 잠재력이 깨어나는 새로운 내면을 만들어보자. 지금 병상에 누워 투병 중이라도, 당장 6개월 시한부 선고를 받은 말기 암 환자라도, '죽고 싶다'는 생각만 하도록 뇌 속 신경망이 고정된 사람이라도 꾸준히 훈련하면 얼마든지 변할 수 있다. '내 마음의 힘으로 낫지 못할 병도, 이루지 못할 일도 없다.' 이 귀한 깨달음이 치유와 창조의 에너지로 온전히 쓰이도록 마음 훈련을 시작하는 날, 그 날이 당신의 빛나는 '두 번째 생일'이 될 것이다.

뉴마인드 트레이닝,
내게 맞는 훈련법 찾기

'뉴마인드 트레이닝'은 자신의 무한한 힘을 온전히 이해하고, 과거의 어두운 기억을 정화하고, 현재의 생각하는 습관을 교정하고, 보다 빠르게 건강한 심신을 만드는 과학적인 훈련법이다. 내 안의 무한한 힘을 깨워 '건강한 심신'과 '원하는 인생'을 만드는 치유의 기술이자, 창조의 기술이다.

본격적인 훈련에 앞서 필수적으로 진행해야 할 것이 '자각과 진단'의 과정이다. 마음이 몸을 바꿀 수 있다는 것을 제대로 알아야만 내면이 변하고, 아는 만큼 치유력을 깨울 수 있다. 그런 다음에는 마음을 정밀 진단한다. 우리는 누군가로부터 받은 마음의 상처, 실패의 경험으로 생긴 두려움 등 다양한 이유로 내면이 어두워지면서 몸과 마음이 병든다. 내면이 어두운 이유는 사람마다 다르므로 무엇 때문에 내 마음이 어두운지 원인을 찾아야 한다. 말하자면 발병의 뿌리 찾기다. 이렇게 자신의 내면 전반을 진단하고, 어두운 마음의 근본 원인을 찾은 후 자신에게 가장 맞는 훈련법부터 실천한다.

뉴마인드 트레이닝의 기본 구성

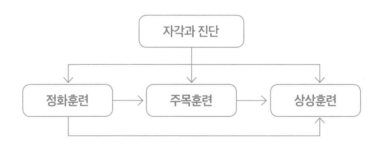

자각과 진단 모든 훈련에 선행되어야 하는 필수 과정으로, 내 안의 무한한 힘을 온전히 깨닫고 내면을 정밀 진단한다. 이 과정을 통

해 '몸과 마음이 하나'라는 것을 확인하면 훈련의 실천 동력이 강화된다. 이후 본격적인 훈련은 빠른 효과를 위해 자신에게 맞는 것을 선택한다.

정화훈련 마음의 상처와 어두운 기억을 정화하는 훈련법이다. 과거의 어두운 경험에 묶여 사는 경우 정화훈련이 필수다. 특히 누군가로부터 받은 마음의 상처로 인해 분노심이 크다면 '용서하기' 훈련에 집중한다. 용서하기만 제대로 해도 심신이 치유된다.

· 자신의 마음을 타인처럼 '관찰하기'
· 고통의 기억을 해피엔딩으로 '교정하기'
· 마음에 상처를 준 사람을 '용서하기'

주목훈련 주목할 대상을 선택해 밝은 생각의 습관을 만드는 훈련으로, 누구나 당장 실천할 수 있는 쉬운 치유법이다. 현재 직면한 스트레스로 부정적인 생각 습관과 어두운 감정 중독이 강한 경우 핵심적으로 실천한다. 마음의 시각을 바꿀 때 몸이 어떻게 변하는지를 먼저 이해한 후 진행하면 효과가 더 크다.

· 삶의 밝은 면에 '주목하기'
· 내가 가진 것에 '감사하기'

상상훈련 어두운 내면을 정화한 후 보다 빠르게 건강한 심신을 만드는 훈련법이다. 과거의 어두운 기억과 부정적 감정 중독이 없다면 '자각과 진단' 후 바로 상상훈련을 하면 된다. 꾸준히 반복하면 한순간에 낫는 기적적인 치유도 가능한 고효율적인 훈련법이다.

뉴마인드 트레이닝의 핵심은 '삶의 밝은 면에 주목하면서, 더 밝은 미래상을 상상하는 것'이다. 새로운 마음을 만드는 훈련을 통해 무한한 힘을 깨우고 건강한 심신과 원하는 인생을 만들자. 나와 세상을 행복하게 만드는 '행복한 창조자'. 이것이 바로 우리가 가진 힘이고, 가야 할 길이다.

자각과 진단,
'마음이 몸을 바꾼다'는 것부터
확인하기

　마음의 힘으로 낫지 못할 병도, 이루지 못할 일도 없다. 이 치유와 창조의 진리를 추상적인 이론이 아니라 과학의 눈으로 이해해서 제대로 깨닫는 것이 치유의 첫걸음이다.

　앞 장을 읽고 내 안의 무한한 힘을 온전히 이해한 독자라면, 이미 이 단계는 마스터했다. 현재 투병 중인 고령의 부모나 어린 자녀를 간병하고 있다면 그들이 '우리의 무한한 치유력'을 올바로 이해하도록 환자의 눈높이에 맞추어 설명하자.

치유의 진리를 제대로 아는 것이 참된 치유의 시작이다. 내 안의 무한한 힘을 알면 병의 두려움, 삶의 두려움에서 벗어날 수 있다. 자신의 위대한 힘을 아는 것만으로도 몸이 변한다. 내면의 변화가 몸과 삶에 그대로 나타난다. 진리는 그런 것이다.

치유의 진리를 온전히 깨닫기

세상에는 수없이 많은 치료법이 있다. 하지만 완전한 치유에 이르는 길은 어두운 내면을 바꾸는 것이다. 발병의 뿌리인 어두운 마음이 변하지 않는 한 다시 발병하기 때문이다.

생각이 밝게 바뀌면 뇌의 신경 화학 물질이 변한다. 이 화학 메신저가 우리 몸을 만드는 유전자의 활동을 바꾸는 신호에 작용한다. 발병 관련 유전자의 스위치를 끄고, 치유 관련 유전자의 스위치를 켜서 건강한 몸을 만든다. 잠자는 98.5%의 유전자를 깨울 수도 있다. 또 생각을 바꾸면, 현실을 창조하는 에너지장을 변화시켜 삶도 변한다. 우리 몸은 고정된 물질 덩어리가 아니라 시시각각으로 변하는 에너지장이고, 내 생각이 그 에너지장을 변화시키는 동력이다.

생각과 감정의 변화로 에너지장이 급격하게 변하면 한순간에 기적이 일어나기도 한다. 사지마비 환자가 걷고, 종양이 한순간에 사라지는 '즉각적인 치유' 말이다. 이런 기적적인 치유가 아니더라도 내면을 밝게 바꾸면 누구나 몸이 변하고 완전한 치유에 이른다. 새로운 마음이 새로운 몸과 삶을 만든다는 것은, 21세기 천재들이 밝힌 과학의 공식이다.

'내가 최고의 의사고, 내 마음이 마법의 약'이라는 치유의 진리를 제대로 깨닫는 것이 무한한 힘을 깨우는 첫걸음이다.

몸을 변화시키는 마음의 힘

마음이 바뀌면 몸이 변한다는 것을 직접 눈으로 확인하면, 병에 대한 불안이 날아가고 치유의 주체로 보다 적극적으로 훈련할 수 있다. 마음 치유를 전문으로 하는 선진국의 일부 병원에서는 환자의 생각이 변하면 혈압과 뇌파 등이 바로 변한다는 것을 직접 눈으로 보게 한다. 마음의 무한한 치유력을 일깨우기 위한 목적이다.

가정용 혈압 혹은 혈당 체크 기기를 이용하면 집에서도 간편하게 확인할 수 있다. 건강하고 행복한 자신의 모습을 상상하는 훈련을 하기 전과 후에 수치를 측정해보면 대개 훈련 후 긍정적으로 변한다. 자신의 생각과 감정에 따라 혈압, 혈당, 통증 같은 병적인 이상이 변한다는 것을 자각하고 나면 병원에서 말하는 난치나 불치 진단에도 휘둘리지 않을 것이다.

몸과 마음이 하나라는 것을 이론적으로만 아는 사람, 전혀 이론적인 이해가 없는 사람도 훈련 전후의 변화를 측정해 직접 눈으로 확인하면 자연스럽게 마음의 힘을 믿게 된다.

자각 마음의 힘 눈으로 확인하기

① 평소 상황에서 혈압이나 혈당을 잰다.

② 건강하고 행복한 자신의 모습을 10~20분 정도 상상하거나, 코미디 프로그램·스포츠 경기 등 자신이 좋아하는 분야의 영상을 시청한다.

③ 다시 혈압이나 혈당을 잰 후 변화치를 확인하다.

수치를 비교해보면 단지 건강한 모습을 상상하거나 병에 집중하던 어두운 마음을 자신이 좋아하는 것으로 돌리기만 해도 몸이 변한다는 것을 확인할 수 있다.

긍정적인 변화가 더 크게 나타나는 것이 자신에게 효과적인 훈련법이자 으뜸 약이다. '마음이 변하면 저절로 몸도 변한다'는 것을 깨달으면 어떤 훈련이든 더 즐겁게 실천할 것이다.

발병의 뿌리, 마음 정밀 진단

하버드대학교 의과대학을 다니던 전도유망한 여성이 있었다. 일류 대학을 나와 박사 과정에 있던 그녀를 모두가 부러워했다. 그러나 정작 그녀는 행복은커녕 많은 병과 싸우고 있었다. 고혈압, 심장부정맥, 편두통, 위경련, 폐렴, 공황장애, 면역기능장애 등 걸어 다니는 종합병원 신세가 되어 근근이 학업을 이어갔다.

쟁쟁한 인맥과 의술을 총동원해서 치료를 받았지만 병세는 악화되어 갔고, 죽음의 문턱에서야 비로소 자신의 마음을 들여다보게 되었다. 그리고 마침내 깨달았다. 어린 시절에 받은 마음의 상처와 끝없는 경쟁심, 성공에 대한 집착이 병을 일으켰다는 것을.

분노와 불안이 가득한 어두운 마음이 발병의 원인이라는 것을 자각한 그녀는 분노의 감정을 용서로 바꾸고, 마음의 평화를 찾기 위해 명상을 시작했다. 그러자 6개월 만에 모든 병이 사라졌다. 몸과 마음, 삶을 동시에 기적적으로 치유한 것이다.

그 후 난치병 환자들이 평온한 마음을 갖도록 이끄는 의사로 활동하고 있다. 세계적인 심신의학자인 조안 보리센코(Joan Borysenko) 박사의 이야기다. 수많은 병으로 죽음 직전까지 갔던 그녀는 저서《마음이 지닌 치유의 힘》을 통해 이렇게 말한다.

"많은 진단과 처방이 있었지만 그 어떤 의사도 나에게 요즘 무슨 일이 있는지, 무엇 때문에 힘든지, 무슨 일을 하면 즐거운지, 인생의 의미는 어디에 있는지와 같은 가장 중요한 질문을 하지 않았다. 그런 질문을 받았더라면 아마 치유의 열쇠를 더 빨리 찾았을 것이다."

그녀는 의과대학의 교과서에도 없는 병의 근원적인 치유법을 스스로 찾아야 했고, 마음에서 그 답을 얻으면서 새로운 삶을 열었다고 한다. '진정한 치유를 위해서는 평온한 마음이 유일한 목표'라고 강조하는 보리센코 박사는 언제나 자신의 마음을 들여다보라고 말한다.

병든 심신과 어두운 인생을 치유하기 위해 가장 먼저 해야 할 일은, 발병의 뿌리인 자신의 마음 전반을 제대로 아는 것이다. 병원에서 하는 몸의 정밀 검사처럼 마음 상태도 자세하게 알아야 한다. 자신의 마음을 정확하게 알면 치유 방향도 올바로 잡을 수 있다.

진단 마음 상태 적어 보기

치유 일기장을 만들고 자신의 마음 상태를 쓴다.

현재 나는 주로 무슨 생각을 하는지, 감정 상태는 어떤지, 무엇 때문에 힘든지, 누군가에게 마음의 상처를 받은 적이 있는지 등을 자세하게 쓰면서 부정적인 감정의 뿌리가 과거의 경험이라는 것을 깨닫는다.

과거로 돌아가서 지우고 싶은 기억을 모두 쓴다.

어릴 적 잠깐 창피를 당한 경험이라고 해도 현재의 마음 상태와 무관하지 않다. 기억하는 어두운 일을 모두 적으면서 내면을 세세하게 들여다본다.

투병 중이라면 발병 당시 무슨 일과 스트레스를 겪었는지 쓴다.

어두운 마음이 발병의 핵심 요인이라는 것을 깨달으면 치유의 방향도 분명하게 자각한다.

자신이 불편해하고 싫어하는 대상을 모두 쓴다.

싫은 대상이 많다면 스트레스 지수가 높다는 뜻이고, 어두운 감정 중독일 가능성이 크다. 자신이 감사하고 사랑하는 대상도 적은 후 비교해보면 내면의 건강 지수를 쉽게 알 수 있다.

자신의 소망과 무엇을 좋아하는지 쓴다.

간절한 소망과 꿈은 무엇인지, 평소 무얼 좋아하고 무얼 하면 즐거운지 등을 세세히 쓴다. 밝은 마음을 만들기 위해 어떻게 해야 하는지 치유 방향을 잡을 수 있나. 사신에게 가상 효과석인 이미지 대본을 만들 때도 자료가 된다.

이렇게 내 마음에 대해 써보는 과정만으로도 치유가 시작된다. 텍사스대학교의 심리학자 제임스 페네베이커(James Pennebaker) 교수는 학생들 중 한 그룹에만 살면서 겪은 충격적인 일과 당시의 감정을 모두 쓰게 했다. 자연스럽게 자신의 감정과 마음의 상처를 들여다보게 한 것이다. 다른 그룹은 일상적인 일을 쓰게 했다. 연말에 두 그룹을 비교한 결과 전자의 학생들이 훨씬 더 건강한 것으로 나타났다. 자신의 마음을 들여다보는 간단한 방법으로도 심신의 건강 지수를 높일 수 있다는 말이다.

자신의 내면을 정확하게 아는 것이 새로운 마음을 만드는 치유의 시작이고, '깨어있는 의식'의 출발점이다. 삶의 매순간 자신의 마음을 알아차리는 것. 이것이 바로 동서고금의 정신적 스승들이 강조한 '깨어있는 삶'이다.

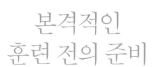

본격적인
훈련 전의 준비

세상의 모든 마음 훈련은 기본적으로 심신의 긴장을 푼 이완 상태에서 하도록 권한다. 그래야 효과가 크기 때문이다. 세계적인 심리학자이자 교육학자인 게오르기 로자노프(Georgi Lozanov) 박사의 연구 결과에 따르면, 긴장이 완전히 풀린 상태일 때 뇌가 가장 원활하게 움직이고 집중력도 배가된다고 한다.

전통적으로 많이 써온 이완법이 '호흡 명상'이다. 훈련을 시작할 때 자신의 호흡, 즉 들숨과 날숨을 지켜보는 호흡 명상을 하면 자연스럽게 잡념이 날아가고 심신이 이완된다.

　뉴마인드 트레이닝에서는 뇌파 연구의 세계적 권위자이자《오
픈 포커스 브레인》의 저자 레스 페미(Les Fehmi) 박사의 연구 결과
를 바탕으로, 누구나 쉽게 할 수 있는 '빈 공간 상상'을 이완법으로
넣었다.

　뇌파란 뇌의 활동, 즉 신경 세포에서 전기 화학적 정보 전달이
이루어질 때 나오는 전자기파를 말하는 것으로, 뇌파의 주파수에
따라 마음 상태를 알 수 있다. 뇌가 휴식 상태일 때는 주로 알파파
나 세타파가 나오며 이는 심신이 편안하게 이완되었음을 뜻한다.

　40여 년간 뇌파를 연구해온 페미 박사의 연구 결과에 따르면,
신기하게도 '빈 공간'을 상상할 때 알파파로 가장 쉽게 변하는 것
으로 나타났다. 두 눈 사이의 공간, 두 귀 사이의 공간 등 몸의 빈
공간을 상상해도 빠르게 알파파로 변했다. 실제와 상상을 구분하
지 않는 우리의 뇌는 상상하는 이미지대로 반응하기 때문에, 빈
공간을 상상하면 잡념도 더불어 사라진다는 의미일 것이다. 모든
훈련을 시작할 때 심신의 이완법으로 '텅 빈 하늘'처럼 빈 공간을
상상하면, 쉽게 몸과 마음의 긴장을 풀 수 있다.

마음 훈련에 효과적인 시간과 장소

일반적으로 마음 훈련하기 가장 좋은 때는 알파파, 세타파가 많이 나오는 기상 직후 혹은 취침 직전이다. 하지만 가장 편안한 시간은 사람마다 다르다. 아침에 출근 준비가 많다면 마음이 여유롭지 않을 것이고, 야근이 많아 저녁에 피로하다면 훈련에 몰입하기 힘들 것이다. 자신의 심신이 가장 편안한 시간대를 정해 트레이닝을 하는 것이 이상적이다.

훈련하기 가장 좋은 장소는 집중이 잘 되는 조용한 곳이다. 소음, 음식 냄새 등 외부 자극이 있으면 몰입을 방해한다. 자세는 불편함을 느끼지 않을 정도로 편안해야 한다. 의자에 앉든 바닥에 앉든 허리를 바로 세우고 앉는 것이 집중도를 유지하기 좋다. 앉기 힘든 사람은 누워서 하면 된다.

전문가들이 권하는 이상적인 마음 훈련 시간은 30분~1시간 정도다. 초보자라면 10~20분으로 시작해 차츰 시간을 늘려간다. 기상 직후 15~30분, 취침 직전 15~30분씩 훈련해도 좋다.

어두운 기억과
마음의 상처를 치유하는
'정화훈련'

　우리는 대개 과거로부터 자유롭지 못한 삶을 산다. 긍정심리학의 창시자인 펜실베이니아대학교의 마틴 셀리그먼(Martin Seligman) 박사는 현재의 생각과 감정은 과거의 경험으로 학습된 것이라고 말한다. 어린 시절부터 주입되거나 반복적으로 경험하면서 형성되었다는 말이다. 이를테면 엄격한 부모에게서 질책 받으며 자란 경험은 불안과 자기 비하의 성격으로, 큰 실패의 경험은 비관하는 성격으로, 큰 배신의 경험은 불신하는 성격이 되도록 부추긴다.

말을 심하게 더듬고 부끄러움을 많이 타던 사람이 기억 상실증에 걸려 자신의 과거 기억을 모두 잃은 후 활발한 성격으로 변해 가족들을 놀라게 했다는 의학 보고가 있다. 기억 속에 존재하는 무력했던 과거의 경험이 지워지면서 밝은 성격을 되찾은 것이다.

새로운 내면을 만들기 위해 우선 어두운 과거의 기억부터 정화하자. '정화훈련'은 마음의 상처와 어두운 기억을 정화하는 훈련으로, 주 내용은 다음과 같다.

자신의 마음을 타인처럼 '관찰하기'
고통의 기억을 해피엔딩으로 '교정하기'
마음에 상처를 준 사람을 '용서하기'

이 가운데 자신에게 가장 필요한 것을 실천하면 된다.

어두운 내면을 정화하기 위해서는 먼저 그 어두운 감정부터 올바로 이해해야 한다. 앞서 말했듯, 스트레스를 받았을 때 부정적인 감정이 생기는 것은 인류의 생존 기능이다. 원시 인류에게 최대 스트레스원인 맹수를 만났을 때는 재빨리 전투 모드로 바꾸어 힘껏 싸우거나 도망쳐야만 살 수 있었다. 위기 상황에서 느긋하고 평온한 마음으로 대처했다면 인류는 멸종했을지도 모른다.

시카고대학교의 아서 클링(Arthur Kling) 교수에 따르면, 뇌에서 감정을 담당하는 부위인 편도체를 다친 원숭이들을 야생 지대에 풀었더니 대부분 맹수에게 바로 잡아먹혔다고 한다. 생존을 위해서는 공격적이고 부정적인 감정이 필수라는 말이다. 어두운 감정이 생기는 이유부터 제대로 이해하면, 그것을 무조건 나쁘게 생각하거나 억압하지 않을 것이다.

"우울해 미치겠어", "불안감을 없애야하는데 큰일이야"라는 식의 저항은 오히려 고통을 키운다. 저항하거나 억압하는 것은 관심을 집중하는 또 다른 방식이기 때문이다. 생각하는 대로 창조되는 마음의 법칙으로 볼 때, 비난은 계속 비난할 일을 창조하고 억압은 계속 억압할 일을 창조한다. 내 삶의 모든 것을 기본적으로 존중하는 마음일 때 진정한 평화로 나아갈 수 있다.

불안, 분노, 우울, 절망 등 어두운 감정을 억압하지 않고 따뜻하게 바라보는 것이 최선의 대처법이다. "이건 위험한 상황이 아니야. 괜찮아. 고마워"라고 다독이면서 자신의 어두운 마음을 관객처럼 지켜보면, 스트레스 반응이라는 비상경보가 빠르게 꺼진다. 타인의 눈으로 보면 자연스럽게 감정과 자신을 분리시키는 시각을 얻는다.

하버드대학교의 뇌과학자 질 테일러(Jill Taylor) 교수의 연구 결과에 따르면, 따뜻하게 수용하고 고요하게 주시하는 것만으로 부정적인 감정이나 생각은 90초 내에 사라진다고 한다. 어두운 감정의 자연 수명이 고작 90초라는 말이다.

수많은 생각과 감정은 구름처럼 스쳐간다. 자신의 어두운 생각을 관객처럼 지켜보면 시시각각으로 변한다는 것을 깨달을 수 있다. 모든 것이 지나간다는 것을 자각하면, 더 이상 어두운 감정 때문에 전전긍긍하지 않게 된다.

어두운 감정에서 나를 분리시키기

자신의 마음을 관객처럼 고요하게 바라보는 것. 이것이 바로 '명상(meditation)'이고 관찰훈련이다. 인류의 오래된 마음 수련법인 명상은 마음과 몸의 변화를 아무런 판단 없이 타인의 눈으로 고요하게 지켜보는 것이다. 의학적으로도 이미 치유 효과를 인정받았다.

명상의 효과를 과학적으로 밝힌 세계적인 심장전문의이자 심신의학자인 하버트 벤슨(Herbert Benson) 박사는 명상이 심박수, 혈압, 뇌파, 신진대사 등 생리 작용을 변화시켜 심신을 건강하게 만든다는 것을 실험으로 증명했다. 벤슨 박사는 명상의 이런 효과를 기적 같은 변화라고 말한다. 마음챙김 명상으로 유명한 매사추세츠 의과대학 존 카밧진(Jon Kabat-Zinn) 교수의 연구 결과 역시 같다.

명상이 만성 통증, 불안, 우울, 암을 비롯해 각종 만성 질환의 치료에 유용하다는 것을 의학적으로 증명했다.

자신의 마음을 지켜보는 관찰을 통해 얻는 또 하나의 선물은 '지금 이 순간을 산다는 것'이다. 마음이 현재에 머물지 못하고 과거와 미래를 오가며 헤매는 이들이 많다. 과거 마음의 상처에 계속 분노하고, 지난날의 실수를 후회하고, 미래에 생길 수 있는 문제를 미리 불안해하면서 현재의 삶을 놓치는 것이다. 불안, 분노, 후회, 걱정을 안고 살면 저절로 심신의 건강이 무너진다.

여기에 바쁘고 복잡한 현대인의 삶이 마음을 더욱 헤매도록 부추긴다. 오늘날 우리는 아침부터 저녁까지 스마트폰과 컴퓨터, 텔레비전 등을 통해 수많은 정보를 받아들인다. 한순간도 자신의 내면을 바라보지 않고, 계속 시선이 밖으로 가 있다. 온종일 홍수처럼 밀려드는 정보를 받아들이는 뇌는 쉬지 못하고 긴장을 이어가면서 결국 심신의 평온함을 잃게 된다.

바쁘다는 이유로 여러 일을 동시에 하는 것도 문제다. 스마트폰을 보면서 식사를 하고, 텔레비전을 보면서 운동을 하고, 청소를 하면서 전화 통화를 하는 등 여러 일을 한꺼번에 하면 효율적이라고 여긴다. 하지만 그 어떤 것에도 제대로 집중하지 못한 마음은 결국 고요함을 잃고 산만해져서 헤매게 된다. 과거와 미래를 오가며 방황하는 마음을 온전히 현재로 데려와서, 지금 이 순간을 살지 않으면 결코 완전한 건강과 평화를 얻을 수 없다.

현재에 충실하기 위해서는 삶의 매 순간에 집중해야 한다. 밥을 먹을 때, 일을 할 때, 운동을 할 때도 그 일 자체에 주의를 기울이고 집중하다 보면 산만하게 오가던 마음을 지금 이 순간으로 데리고 올 수 있다. 삶의 매 순간에 집중하고 알아차리는 것, 일상의 모든 순간에 깨어있는 것, 그것이 바로 '생활 명상'이다.

세상에는 많은 명상법이 있지만 그 핵심은 지금 자신의 심신을 지켜보고 그 변화를 알아차리는 것이다. 어떤 명상법이든 꾸준히 하면 방황하는 마음을 현재에 집중하고 평온하게 다스릴 수 있다.

지금 이 순간에 집중하는 마음은 행복으로도 이어진다. 행복연구로 유명한 캘리포니아대학교의 심리학자 소냐 류보머스키(Sonja Lyubomirsky) 교수는, 현재에 집중하며 사는 이들이 순간의 기쁨을 포착하는 능력이 강하고, 그 좋은 느낌에 머무를 줄 알기 때문에 행복 지수가 상대적으로 높다고 한다. 우연히 코끝을 스치는 꽃향기와 눈부신 하늘, 밤하늘의 별, 아름다운 노랫소리를 지나치지 않고 밝은 감정을 느끼면서 삶을 풍요롭게 즐긴다는 말이다.

류보머스키 교수는 현재에 집중하는 실천 전략으로 평소 허둥대며 하는 일 가운데 하나에 집중해보라고 한다. 평소 텔레비전을 보면서 식사를 한다면, 음식의 냄새와 맛을 음미하고 씹는 감각을 제대로 느끼면서 식사에만 온전히 몰입해보는 것이다. 이 간단한 방법으로 우울증 환자들의 우울감이 줄고, 행복감이 늘었다고 한다.

지금 이 순간을 사는 명상은 거창한 것이 아니다. 특별한 장소에서 가부좌를 틀고 앉아서만 하는 것도 아니다. 일을 하다가도 스트레스가 쌓이면 잠시 자신의 마음을 관객처럼 고요하게 지켜보거나, 지금 하는 한 가지 일에 온전히 집중하면 된다. 이것이 바로 일상의 모든 순간에 집중하고 깨어있는 생활 명상이다.

'관찰하기'는 치유와 창조의 원천인 마음으로 눈을 돌리고, 어두운 생각과 자신을 분리시켜 바라보고, 온전히 현재를 사는 훈련법이다. 오직 '바로 여기'에 머무르면서 '지금 이 순간'을 충실히 사는 것. 이것이 바로 인류의 정신적 스승들이 강조한 평온한 마음의 필수 조건이다. 우리가 가진 무한한 힘은 그 평온한 마음에서 비로소 깨어난다.

정화훈련 1 ⎸ 어두운 생각과 나를 분리시켜 관찰하기(명상)

① 조용한 곳에서 허리를 펴고 편안한 자세로 앉거나 눕는다.

② 눈을 감고 관객이 되어 자신의 마음을 지켜본다. 타인의 눈으로 보면 자연스럽게 감정과 자신을 분리시키는 시각을 얻는다.

③ 현재의 생각과 감정을 가만히 관찰한다. 어떤 것을 불안해하고 걱정하는지 지켜보면 온갖 잡념이 스쳐가고 어두운 감정도 변한다는 것

을 알 수 있다.

④ 자신의 호흡을 지켜본다. 숨을 마실 때는 '마신다'를, 내쉴 때는 '내쉰다'를 알아차린다.

⑤ 자신의 몸을 마음의 눈으로 머리부터 발까지 천천히 내려오면서 지켜본다. 머리가 편안하다, 이마가 편안하다고 상상하면서 차례로 몸의 긴장을 푼다.

⑥ 몸의 긴장을 푼 후 다시 마음을 지켜본다. 생각이 그대로인지 관찰한다. 어두운 감정도 구름처럼 스쳐간다는 것을 깨달으면 집착에서 벗어나 내면이 정화된다.

⑦ 건강하고 행복한 자신의 모습을 상상한 후 천천히 눈을 뜬다.

자신의 마음을 타인처럼 지켜보는 훈련은 과거의 나쁜 기억을 정화할 때도 유용하다. 나쁜 기억을 마음에 품고 살면, 현재의 어두운 감정에서 온전히 벗어날 수가 없다.

어릴 적 많은 사람들 앞에서 실수한 경험을 예로 들자. 당시의 창피함을 품고 있으면, 커서도 많은 사람들 앞에 서는 것을 피하게 되거나 같은 상황에서 극도의 긴장감을 느낀다. 과거에 경험한 스트레스를 계속 되새김히면서 몸과 마음이 과거를 사는 것이다. 어두운 경험이 뇌 속에서 신경화학적으로 유지되면서 병을 키우기도 한다.

이럴 경우 나쁜 기억을 떠올린 후 관객처럼 지켜보는 훈련을 통해 어두운 기억과 자신을 분리시키고 내면을 정화할 수 있다. 사람들은 의식적 혹은 무의식적으로 고통스런 기억을 피하려는 경향이 있다. 피하는 것은 계속 고통의 노예가 되어 스트레스원을 안고 사는 것이다. 그 기억 속으로 들어가서 타인의 눈으로 바라보면 마음의 저항은 사라진다.

당시의 상황을 관객처럼 지켜보면 그 일이 삶 전체를 흔들 만한 문제가 아니라는 것을 자각하고 담담하게 받아들일 수 있다. 고통의 '피해자'가 아닌 그 일의 '관찰자'가 되면 당시의 감정과 자신이 분리되면서 자연스럽게 어두운 감정에서 놓여난다.

미국 버클리대학교의 심리학자인 오즈렘 에이덕(Ozlem Ayduk) 교수와 미시간대학교의 이선 크로스(Ethan Kross) 교수의 연구에서도 그런 사실을 알 수 있다. 과거의 실패 경험에 대해 한 그룹에는 자신의 시각에서 떠올리게 하고, 다른 그룹은 마치 벽에 붙은 파리가 보듯 타인의 시각으로 볼 것을 주문했다.

연구 결과 전자의 경우 혈압이 오르고 불쾌감이 상승했지만, 타인의 시각으로 바라본 이들에게는 나쁜 변화가 없었다. 오히려 그 일을 긍정적으로 해석하는 변화를 보였다. 자신의 어두운 상황을 타인처럼 객관적으로 보면 긍정적인 결과가 나타나는 현상을 '벽에 붙은 파리 효과(fly on the wall)'라고 부르기도 한다.

과거의 어두운 기억에 묶여 산다면 그 기억을 떠올리고 타인처럼 바라보는 훈련을 하자. 마치 영화를 보는 것처럼 한 걸음 물러서서 당시의 기억을 지켜보면 고통에서 벗어날 수 있다. 이렇게 좌절, 원망, 후회, 분노, 슬픔, 수치심 등을 일으킨 지난 기억을 하나씩 정화해가면, 발병의 뿌리인 어두운 내면이 밝아진다.

정화훈련 2 고통의 기억을 타인처럼 관찰하기

① 조용한 곳에서 허리를 펴고 편안한 자세로 앉거나 눕는다.

② 눈을 감고 텅 빈 하늘을 상상하면서, 잡념이 사라지고 심신이 이완되는 것을 느낀다.

③ 고통스런 기억을 떠올린 후 마치 영화를 보는 관객처럼 바라본다. 고통의 '피해자'가 아닌 '관찰자'가 되면, 당시의 어두운 감정과 자신이 분리되면서 자연스럽게 내면이 정화된다.

④ 기억에 남아있는 모든 어두운 경험을 하나씩 떠올리고, 타인의 눈으로 지켜보면서 차례로 정화한다.

⑤ 과거에서 완전히 벗어난 건강하고 행복한 자신의 모습을 상상한 후 천천히 눈을 뜬다.

과거의 어두운 기억에서 벗어나는 법

39년간 극심한 허리 통증에 시달린 여성이 있었다. 어린 시절 그네에서 떨어지면서 큰 충격을 받은 후 생긴 통증이었다. 온갖 치료를 했지만 효과가 없자 마지막 희망으로 마음 훈련을 시작했다.

사고가 난 그날, 바람이 불었지만 안전하게 그네에서 내려 엄마 품에 안기는 모습을 집중해서 머릿속에 그렸다. 그러자 통증이 줄어들기 시작했고, 2개월 후에는 모든 통증에서 해방되었다. 통증의 원인이었던 과거의 충격적인 기억을 해피엔딩으로 바꾸어 그리면서 평생 달고 산 통증을 치유한 것이다.

1940년대 미국에서 '상상이 현실을 창조한다'는 법칙을 전한 정신적 스승 네빌 고다드(Neville Goddard)가 전하는 환자 이야기다. 생각의 힘이 과학적으로 밝혀지기 전부터 탁월한 통찰력으로 마음의 힘을 꿰뚫었던 그는 대중들에게 영적인 스승으로 사랑 받고, 자기계발 강사들에게 영향을 준 전설적인 인물이다. 불행했던 과거의 기억이 현재 불행의 원인이라고 말하는 네빌 고다드는 저서 《부활》을 통해 과거의 기억도 생각으로 교정하라고 말한다.

"상상으로 과거를 교정해서 무효로 만들 수 있다. 지금 일어나고 있는 불행의 원인은 교정되지 않은 과거의 장면 속에 있다. 기억할 가치가 있는 것들만 마음에 간직하라. 과거를 교정하면 그렇게 교정된 과거가 현재 안에서 재창조될 것이다."

기억이 제공하는 이미지로 인해 현재의 삶이 어둡다면, 상상으로 자신이 원하는 모습으로 새롭게 만들라는 말이다.

네빌 고다드의 말이 가능하다는 것을 현대의 과학자들이 실험을 통해 증명했다. 2000년 이스라엘 라빈메디컬센터의 의사 레너드 라이보비치(Leonard Leibovici) 박사는 병원을 찾은 3,393명의 패혈증 환자를 두 팀으로 나누어, 한 팀만 사람들에게 기도를 받는 실험을 했다. 그 결과, 쾌유를 기원 받은 환자가 더 빨리 회복한 것으로 나타났다.

이 연구가 놀라운 것은 기도를 받은 환자들이 현재 입원 중인 환자가 아닌 1990~1994년, 즉 과거에 패혈증으로 입원한 환자들이라는 것이다. 기도 실험을 마친 후 기도를 받은 환자들의 진료 기록을 찾아보자 실제로 열이 더 빨리 내리고 빨리 퇴원한 것으로 나왔다. 지금 나의 생각으로 과거를 바꿀 수도 있다는 말이다.

프리스턴대학교의 양자 물리학자 존 휠러 박사는 실험을 통해 '현재는 과거의 양자 행동을 변화시킬 수 있다'는 것을 발견하기도 했다.

과거의 충격적인 경험으로 인해 고통에서 벗어날 수 없다면, 그 기억을 해피엔딩으로 바꾸는 훈련을 해보자. 만약 사고의 기억이라면, 당시 상황으로 돌아가 안전하게 대처해 사고를 피한 다음 감사하는 모습으로 바꾸어 그리면 된다. 자신감이 부족해서 부끄러웠던 기억은 당당한 모습으로, 지혜가 부족해서 실수한 기억은 현명하게 문제를 해결하는 모습으로 교정하면 된다. 자신이 원하는 해피엔딩으로 바꾸어 과거가 현재 안에서 재인식되게 만들자. 지난 경험에서 온전히 벗어날 때 비로소 건강한 심신과 밝은 인생으로 나아간다.

정화훈련 3 고통의 기억을 해피엔딩으로 교정하기

① 조용한 곳에서 허리를 펴고 편안한 자세로 앉거나 눕는다.

② 눈을 감고 텅 빈 하늘을 상상하면서, 잡념이 사라지고 심신이 이완되는 것을 느낀다.

③ 과거의 나쁜 기억을 해피엔딩으로 바꾸어 상상한다. 사고의 경험은 안전하게 대처하는 모습으로, 비굴했던 경험은 용감한 모습으로, 무지했던 경험은 현명한 모습으로 바꾸어 그린다.

④ "나는 내 삶의 창조자입니다. 건강하고 행복한 삶으로 새로 태어나게 해주셔서 고맙습니다." 이렇게 감사의 말을 하는 자신의 빛나는 모습을 상상한다.

⑤ 기쁜 감정을 충분히 느낀 후 천천히 눈을 뜬다.

마음의 상처와 분노 중독의 치유

과거 고통의 기억을 정화하듯 마음에 상처를 준 사람에 대해서도 감정적으로 벗어나야 한다. 상처를 준 사람에 대한 분노는 부정적인 감정의 뿌리라고 불릴 만큼 심신에 악영향을 미친다.

분노가 인체에 미치는 영향을 연구한 듀크대학교의 정신의학자 레드포드 윌리엄스(Redford Williams) 교수는 "분노가 사람을 죽인다"라고 단언할 만큼 몸과 마음을 파괴한다고 말한다. 건강한 심신을 만들기 위해서는 반드시 분노의 감정에서 벗어나야 한다. 그 유일한 길은 바로 '용서'다. 용서는 마음의 상처 때문에 아픈 나를 치유하는 약이다.

용서하는 마음이 선뜻 들지 않는다면 자신에게 상처를 준 사람을 떠올리고 분노의 감정을 용서로 바꾸는 훈련을 한다. 제대로 용서하기 위해서는 먼저 자신의 분노부터 다독여야 한다. 상처받았을 때의 기억을 떠올린 후 마치 부모처럼 따뜻한 눈길로 바라보면서 당시의 감정을 안아주는 것이 중요하다.

"그때 많이 아프고 억울했겠네. 제대로 표현도 못하고 힘들었구나!"

당시의 내 감정을 온전히 수용해야만 타인의 감정도 받아들일 수 있다. 자신의 분노를 거부한다는 것은 곧 타인의 감정도 거부한다는 말이다. 자신의 상처와 분노의 감정을 온전히 수용할 때 오랜 분노도 가라앉기 시작한다.

그런 다음에는 상대의 관점에서 당시의 상황을 돌아본다. 자신의 상처로 인해 타인에게 상처를 줄 수밖에 없었던 그 사람의 삶을 객관적으로 보아야 한다. 용서 전문가인 버지니아 커먼웰스대학교 심리학자 에버렛 워딩턴(Everett Worthington) 교수는 '상처의 기억을 최대한 객관적으로 떠올리고 입장을 바꿔 상대의 관점에서 보는 것'이 용서의 핵심이라고 말한다. 그 사람의 관점에서 보면 용서의 시작인 '이해'의 마음이 생긴다.

"그 사람도 아팠겠다. 자신의 고통 때문에 힘들어서 그런 행동을 했구나."

이런 이해와 함께 자연스럽게 용서가 일어난다. 인생의 질곡 속에서 심리적으로 힘들 때 누구나 실수를 할 수 있다. 나도 그 사람도 예외가 아니다. 내게 상처를 준 사람도 내면이 상처투성이인 경우가 대부분이다. 도저히 용서할 수 없을 것 같은 감정의 변화를 이끄는 코드는 바로 '나와 그 사람이 다르지 않다'는 사실을 인식하는 것이다.

오래도록 미워했던 사람을 이해하기 시작하면 차츰 연민의 감정이 생긴다. 나아가 진심으로 축복하고 싶은 감정까지 생길 수 있다. 비록 상처를 준 사람이지만 축복할 수 있다는 사실을 깨달으면, 가슴 가득 차오르는 무한한 사랑을 느끼게 된다. 그 무엇과도 비교할 수 없는 영적인 충만을 경험한다.

스탠퍼드대학교에서 용서 프로젝트를 진행하며 연구해온 프레드 러스킨(Fred Luskin) 교수는 용서란 '자기가 원하는 것을 삶이 허락하지 않을 때도 평화롭게 살아가는 법을 배우는 것'이라고 한다. 용서하는 이들이 더 건강하고 행복하다는 연구 결과를 밝힌 러스킨 교수는, 누구나 용서하는 마음을 습관화할 수 있다고 말한다. 용서해야 할 사람의 입장이 되어보는 의식적인 훈련을 실천하면 자연스럽게 용서하는 습관이 몸에 밴다는 말이다. 자신 또한 알게 모르게 남에게 준 상처에 대해 용서를 구하면서 '용서하기'와 '용서 구하기'를 함께 병행하면 된다.

용서를 훈련해서 마음의 상처와 분노의 굴레를 온전히 벗는다면 심신의 치유는 물론이고 삶이 눈부시게 변할 것이다. 용서는 당신이 그토록 부당하다고 느끼는 나쁜 기억에서 완전히 벗어나는 길이며, 오랜 분노에서 해방되어 건강한 삶으로 달려가게 할 '사랑의 혁명'이다.

정화훈련 4 **마음에 상처를 준 사람을 용서하기**

① 조용한 곳에서 허리를 펴고 편안한 자세로 앉거나 눕는다.

② 눈을 감고 텅 빈 하늘을 상상하면서, 잡념이 사라지고 심신이 이완되

는 것을 느낀다.

③ 당시의 상황과 상처를 준 사람을 떠올린다. 그 사람이 어떤 말과 행동
으로 상처를 주었는지 관객처럼 지켜본다. 고통스러운 마음을 애정
어린 부모의 눈길로 따뜻하게 바라보며 온전히 수용한다.

④ 그 사람의 입장에서 당시 상황을 돌아본다. 마음이 상처투성이인 그
사람의 어두운 인생을 이해의 눈으로 바라본다.

⑤ 상상 속에서 하고 싶은 말을 한 후 그 사람의 손을 잡고 이렇게 말한
다. "삶이 힘들 때 누구나 실수를 합니다. 이제 당신을 용서합니다."

⑥ 나와 그 사람이 사랑의 빛 속에서 손을 잡고 함께 웃는 모습을 상상한
다. "우리는 조건 없이 사랑하는 위대한 사랑의 존재입니다. 내 안의
무한한 사랑을 깨워주셔서 고맙습니다"라고 말한다.

⑦ 사랑의 감정을 충분히 느낀 후 천천히 눈을 뜬다.

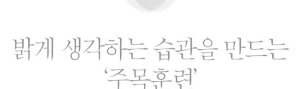

밝게 생각하는 습관을 만드는
'주목훈련'

존 플로리오라는 정원사가 있었다. 그는 말기 암이라는 진단을 받은 후 병원 치료 대신 정원을 가꾸는 일에 몰두했다. 남은 생을 병원에서 보내는 것보다, '조금이라도 더 아름다운 세상을 만들고 싶다'는 꿈을 선택한 것이다. 병이 아닌 자신의 아름다운 꿈에 집중한 그는 예상을 깨고 94세까지 건강하게 살았다. 아름다움에 주목하는 동안 암세포도 모두 사라졌다.

외과 의사이자 통합의학의 선구자인 버니 시겔 박사가 전하는 치유 이야기다. 시겔 박사는 의학적 진단을 깨고 기적적으로 나은 '예외적인 암 환자들' 모임을 운영했다. 그들은 대부분 병에 주목하지 않고 자신이 무얼 하면 즐거울지를 찾아 삶의 기쁨과 사랑에 집중하면서 기적적으로 나았다고 한다.

제시카 콕스라는 아이가 있었다. 양팔이 없이 태어난 선천적인 장애아였다. 그 부모는 아이에게 '할 수 없는 것'이 아닌 '할 수 있는 것'에 주목하도록 가르쳤다. 딸이 장애가 있어도 밝은 인생을 살기를 간절히 바란 부모의 소망대로 아이는 할 수 있는 것만 바라보면서 밝게 자랐다. 할 수 있는 일도 점점 늘어났다. 손가락 대신 발가락을 이용해 휴대 전화 메시지를 보내고 피아노 연주를 하는 등 일반인이 하는 거의 모든 것을 해냈다. 심지어 스포츠를 두루 즐기고 정식으로 비행기 조종사 자격증까지 따냈다. 성인이 된 콕스는 감동적인 말을 전한다.

"양팔이 없어도 잘 할 수 있다는 것을 증명하려고 도전한 것이 아닙니다. 진심으로 제가 하고 싶어서 하는 거예요."

그녀는 자신이 할 수 있는 것에 집중하면서 불가능을 모르게 되었고, 진정 즐거운 인생을 살고 있다. 할 수 있는 것에 주목하면 할 수 없는 것은 보이지 않는다.

죽음과 마주한 극단적인 절망 속에서도 희망에 주목하면 삶은 완전히 달라진다. 그런 사실을 증명한 심신의학의 아버지 빅토르 프랭클(Viktor Frankl) 박사의 이야기를 보자.

정신과 의사였던 그는 2차 세계 대전 당시 유대인이라는 이유로 아우슈비츠수용소에 끌려갔다가 살아남은 전설적인 인물이다. 그는 수용소에서 사랑하는 가족을 잃고, 모든 가치를 파멸당한 채 죽음의 공포와 싸워야 했다. 그곳에서는 하루에도 수많은 사람들이 가스실로 끌려가거나 굶주림, 질병으로 죽어갔다. 그 지옥 같은 곳에서 사람들은 언제 죽을지 모르는 공포와 싸우며 짐승처럼 살았다. 모든 희망을 잃은 이들이 두려움에 떨다가 심장 발작을 일으키거나, 가벼운 감염만으로도 쉽게 죽는 것을 보면서 프랭클 박사는 어두운 마음이 질병과 죽음을 부추긴다는 사실을 깨달았다.

그는 극단적인 불행 속에서도 절망적인 생각은 밀어내고 반드시 살아서 수용소를 나간다는 희망에 집중했다. 그리고 인간으로서 존엄성을 잃지 않기 위해 노력했다. 배급되는 한 컵의 물을 나눠 세수를 했고, 유리 조각을 주워 매일 면도를 했다. 인간으로서의 삶을 포기하지 않았던 것이다. 언제 죽을지 모르는 참담한 현실 속에서도 희망에 주목한 그는 결국 끝까지 살아남았고, 아우슈비츠에서 해방되었다. 임청난 고통 속에서 큰 깨달음을 얻은 프랭클 박사는 "우리에게 진정 필요한 것은 삶을 보는 마음 자세를 근본적으로 변화시키는 것이다"라고 했다.

희망에 주목하면 절망이 밀려나고, 장점에 주목하면 단점이 밀려나고, 가능에 주목하면 불가능이 밀려난다. 우리의 뇌는 한 번에 한 가지밖에 생각하지 못하기 때문이다. 텔레비전에 한 채널을 고정하면 다른 채널을 보지 못하는 것과 같은 이치다. 내가 주목하는 방향을 선택하는 것이 새로운 마음과 몸의 시작인 셈이다.

주목하는 방향으로 삶이 흐른다

양자 물리학이 밝혔듯이 우리의 생각은 창조의 에너지다. 우리가 주목하고 생각한 대로 현실이 펼쳐진다. 앞서 소개한 에모토 마사루 박사의 실험을 통해서도 '주목의 힘'을 분명하게 알 수 있다. '고마워'라고 붙인 후 주목한 대상은 밝아졌고, '멍청이'라고 붙인 대상은 어두워졌다. 온 세상이 모두 연결되어 있기 때문에 내가 주목한 대로 자신은 물론 세상을 동시에 변화시킨 것이다. 주목의 힘은 이런 것이다.

과학이 밝힌 이 창조의 진리는 우리의 삶을 통해 정확하게 드러난다. 자신이 가지고 누리는 것에 집중하면 더욱 많은 것을 얻고 누리게 된다. 하지만 많은 사람들이 반대로 산다. 자신에게 없는 것에 집중하고, 삶의 어두운 면에 주목하면서 더더욱 어두운 인생을 창조한다. 자신의 단점에 집중하면 단점이 더욱 커지고, 잃은 것에 집중하면 더 많은 것을 잃게 되고, 화나는 일에 집중하면 분노할 일이 더욱 늘어난다.

삶의 어두운 면에 집중하는 이들은 대부분 부정적인 생각의 습관을 가지고 있다. 과거의 경험 혹은 현재의 난관에 직면하면서 부정적으로 생각하는 신경망이 활성화된 것이다. 부정적인 생각의 습관은 우울, 불만, 불안, 분노 등을 달고 사는 어두운 감정 중독, 즉 스트레스 호르몬 중독으로 이어진다. 생각의 습관을 바꾸어야만 어두운 감정 중독에서 벗어날 수 있다.

뇌 과학이 밝힌 것처럼 우리의 뇌는 얼마든지 바꿀 수 있다. 세상을 바라보는 시각도, 극단적인 감정 중독도 교정할 수 있다. 새로운 생각을 선택하고 반복해서 훈련하면 뇌가 바뀌고 생각하는 습관도 변한다. 어두운 생각의 습관을 바꾸면, 삶의 역경이 닥쳐도 평온한 마음을 지킬 수 있다. 그 평온한 마음이 결국 평온한 현실을 만들어낸다. 생각하는 습관을 바꾸는 것이 곧 심신과 인생을 바꾸는 길이다.

부정적 감정에 중독된 이들은 주목훈련을 실천하자. 주목훈련은 주목할 대상을 선택해서 밝은 생각의 습관을 만드는 훈련이다. 기쁨, 아름다움, 감사 등 밝은 감정이 드는 대상에 집중하거나 즐거움을 주는 활동을 하는 것이 모두 주목훈련이다.

시카고 로욜라대학교의 심리학자 프레드 브라이언트(Fred Bryant) 교수의 연구 결과를 보면, 주목할 대상을 선택하는 간단한 훈련을 통해서 마음이 바뀐다는 것을 알 수 있다. 산책을 하면서 한 그룹은 눈부신 햇살과 마음이 밝아지는 대상에 주목하고, 다른 그룹은 쓰레기와 화난 얼굴 등 마음이 어두워지는 대상에 주목하게 했다. 실험은 매일 20분씩 1주일간 진행되었다.

그 결과 긍정적인 면에 집중한 이들은 실험 전보다 훨씬 감정이 밝아지고 행복감이 상승했다. 반면 부정적인 면에 집중한 이들은 실험 전보다 마음이 어두워지면서 행복감이 줄었다. 단기간 훈련으로도 마음 상태가 변한다는 것을 보여주는 연구 결과다.

내가 가진 것에 집중할 것인가 vs. 갖지 못한 것에 연연할 것인가
시련의 고통을 곱씹을 것인가 vs. 시련으로 얻은 교훈에 집중할 것인가
내가 받은 사랑에 주목할 것인가 vs. 마음의 상처에 연연할 것인가

무엇에 집중하느냐에 따라 마음은 천국과 지옥으로 갈리고, 몸과 삶 또한 완전히 달라진다. 내가 주목하는 방향으로 삶이 흐른다.

주목훈련 1 밝은 면에 집중하기

진리에 주목하기

잘 보이는 곳에 "나는 무한한 힘을 가진 기적의 존재다. 나는 무한한 사랑을 가진 위대한 사랑의 존재다"라고 붙이고 자주 주목한다. 내안의 무한한 치유력과 잠재력은 주목하는 순간 깨어나기 시작한다.

즐거움에 주목하기

삶의 즐거움에 집중하는 것은 더없이 좋은 훈련이다. 즐거운 감정이 드는 순간 신경 화학 물질이 변하고, 뇌가 변하고, 유전자 활동이 변하고, 몸이 변한다. 건강한 심신을 만드는 가장 쉬운 길이다. 내게 기쁨을 주는 활동을 하는 것이 좋은 약이고, 가장 쉬운 훈련법이다.

밝은 영상에 주목하기

밝은 감정이 드는 사진과 영상을 본다. 우리의 뇌에는 보이는 것을 그대로 모방하는 신경 세포인 거울뉴런(mirror neurons)이 있어 건강한 이미지를 보면 실제로 뇌도 변한다. 좋아하는 취미 활동이나 운동 경기, 코미디 프로그램 등 밝은 감정이 드는 영상과 사진에 주목하는 자체가 좋은 치유법이자 심신을 바꾸는 훈련이다.

아름다움에 주목하기

길을 걸을 때 의식적으로 세상의 아름다움에 주목한다. 휴대전화 카메라로 촬영하면 더욱 집중할 수 있다. 햇살, 석양, 구름, 가로수, 꽃, 새, 웃는 사람 등 그동안 스쳐갔던 아름다움에 집중하면 점점 더 많은 아름다움이 눈에 들어온다. 집중할수록 늘어나고 마음과 몸도 더불어 밝아진다.

말과 글로 표현하며 주목하기

'건강한 나', '원하는 나'의 모습을 말로 표현하는 '확언'과 글로 쓰는 '미래 일기'를 통해 소망에 주목한다. "무한한 치유력을 깨워 완전한 건강을 찾았습니다. 크나큰 축복에 진심으로 감사합니다." 이렇게 말하고 글로 쓰는 것 자체가 주목의 에너지를 강화하는 방법이다.

질병과 불행을 막는 초강력 마음 백신

A : "큰 사고가 아니어서 다행이야. 몸이 안 다친 걸 감사해야지."
B : "참 재수가 없어. 왜 이렇게 늘 되는 일이 없냐. 짜증나서 미치겠어!"

갑자기 내린 폭설로 접촉 사고가 난 똑같은 상황에서 두 사람이 전혀 다른 반응을 보인다. 생각하는 습관이 다르기 때문에 같은 일을 겪어도 감정이 극과 극이다.

A는 힘든 상황에서도 감사할 일을 찾는다. B는 감사할 상황에서도 불평할 일부터 찾는다. 불평도 습관이고, 감사도 습관이기 때문이다. 불평에 집중하는 신경망이 활성화된 B는 세상의 모든 것을 갖게 된다고 해도 만족하지 않을 것이다. 반면 감사하는 습관을 가진 A는 큰 시련이 와도 감사에 집중하면서 보다 빨리 이겨낼 것이다. 감사하는 습관이 질병과 불행을 막는 초강력 마음 백신이다.

생각의 습관을 바꾸는 주목훈련의 으뜸 단계가 바로 '감사하기'다. 내가 가지고 누리는 것에 집중해서 감사하는 감정까지 들도록 훈련하면 어두운 감정 중독에서 완전하게 벗어난다.

심리학자 로버트 에먼스(R. Emmons) 박사와 마이클 매컬로프(M. McCullough) 박사의 연구 결과를 보면 감사의 놀라운 힘을 알 수 있다. 감사하는 습관을 갖기 위해 훈련하면서 삶을 보는 시각이 긍정적으로 바뀌고, 스트레스를 적게 받고, 눈에 띄게 건강해지고, 어려움을 보다 쉽게 극복하고, 자신감이 생기면서 보다 적극적인 성격으로 변하고, 삶을 더 행복하게 느끼는 것으로 나타났다. 매일 무언가에 감사하는 습관을 들이는 것만으로 삶이 완전히 달라지는 것이다.

그들이 느낀 감사의 대상은 거창한 것이 아니다. 사랑하는 가족, 친구, 음식 등 평소 당연하게 생각한 것을 감사의 눈으로 바라보는 것뿐이다. 크게 감사할 일이 생겨서가 아니라, 평범한 일상에서 적극적으로 감사할 대상을 찾으면서 저절로 감사의 습관을 얻었다. 말하자면 감사는 평범한 일상을 새롭게 바라보고 즐겁게 누리는 능력인 셈이다.

내게 없는 것과 잃은 것에 집중하던 시각을 내게 있는 것과 받은 것으로 돌려서 감사하면, 바로 그 순간 뇌 속의 신경 화학 물질이 변하고 신경 회로가 변한다. 훈련을 계속 하면 부정적으로 생각하도록 고정된 신경망이 변하면서 어두운 감정 중독에서 벗어난다. 더 꾸준히 반복하면 역경 앞에서도 "그래도 다행이야", "그래도 감사해"라고 생각하는 강력한 '긍정 멘탈'이 된다. 긍정의 신경망이 활성화되어 뇌가 변하기 때문이다.

뇌의 신경 화학 물질이 변하면 유전자 활동 스위치도 변해 몸이 바뀐다. 스트레스 호르몬을 생산하는 유전자의 스위치를 끄고, 행복 호르몬을 생산하는 유전자의 스위치를 켜서 건강한 심신을 만든다. 감사하는 습관이 단지 심리적 변화에 그치는 것이 아니라, 병든 몸을 치료하는 약이다.

미시간대학교의 크리스 피터슨(C. Peterson) 교수의 연구 결과에서 그런 사실을 확인할 수 있다. 이 연구에서는 실험 참가자들에게 삶의 축복이라고 생각하는 세 가지와 그 이유를 찾아 매일 '감사 일기'를 쓰게 했다. 6개월간의 실험 결과, 모든 참가자들의 몸과 마음이 더 건강해지고 행복 지수도 올라갔다. 훈련을 통해 누구나 감사하는 마음을 습관화하고, 심신을 변화시킬 수 있다.

모든 것을 잃고 투병중이라고 해도 분명 감사할 것이 있다. '살아있다'는 것만으로도 감사할 일이다. 지금 이 순간에도 자연재해나 사고, 전쟁이나 테러로 갑자기 세상을 떠나는 이들이 수없이 많다. 또 먹을 음식, 편히 쉴 수 있는 집 등 내가 당연하게 여기는 것들이 누군가에게는 간절한 소망이 되기도 한다. 가장 큰 불행은 자신이 가진 것을 모르고 살아가는 것이다.

지금 불행의 한가운데 있다고 생각한다면 적극적으로 감사하는 습관을 만들자. '감사 일기'도 좋은 방법이다. 컴퓨터든 노트든 휴대폰이든 어디라도 좋다. 그날그날 감사할 일을 새롭게 찾아 누구에게, 무엇에, 왜 감사한지 간단하게 적는다. 소소한 것이라도 꾸준히 쓰다 보면, 치유와 창조의 원천인 '마음'이 밝아지면서 몸도 더불어 건강해진다.

병마의 고통 속에서도 자신이 누리는 것에 집중해서 감사한 마음을 가지면, 발병의 뿌리인 어두운 내면이 밝아지면서 몸도 건강해진다. 감사의 눈으로 세상을 바라보면 감사할 일이 더 많이 창조된다. 감사가 바로 아픈 나, 불행한 나와 결별하는 효과 만점의 약이다.

주목훈련 2 감사하기

① 조용한 곳에서 허리를 펴고 편안한 자세로 앉거나 눕는다.

② 눈을 감고 텅 빈 하늘을 상상하면서, 잡념이 사라지고 심신이 이완되는 것을 느낀다.

③ 그날 감사할 일을 구체적으로 떠올린다. 밝은 햇살, 무탈하게 보낸 오늘 등 평범한 일상 속에서 감사할 대상을 매일 새롭게 찾아 불만과 결핍에 주목하던 시각을 감사로 돌린다.

④ "삶의 축복을 헤아리는 새로운 나로 다시 태어난 걸 감사합니다"라고 말하며 진심으로 감사하는 자신의 행복한 모습을 상상한다.

⑤ 감사의 감정을 충분히 느낀 후 천천히 눈을 뜬다.

건강한 심신을 보다 빠르게 만드는 '상상훈련'

정화훈련으로 과거에 묶인 어두운 내면이 정화되었다면, 보다 빠르게 건강한 심신을 만드는 '상상훈련'을 실천한다. 상상훈련은 실제와 상상을 구분하지 않는 뇌 기능을 이용, 건강하고 행복한 이미지를 그려 건강한 심신을 만드는 과학적인 훈련법이다.

건상하고 행복한 모습을 상상하면 신경 화학 물질이 변하고, 이 화학 메신저는 유전자의 활동을 변화시켜 건강한 몸을 만든다. 또 자신과 세상의 에너지장을 변화시켜 상상하는 바를 현실로 창조하고 무한한 치유력과 잠재력을 깨운다.

뇌의 활동을 볼 수 있는 기능성 자기 공명 영상, 에너지장 카메라 같은 첨단 기기가 등장하면서 상상하는 동안 어떤 변화가 일어나는지를 구체적으로 알 수 있게 되었다. 인체 에너지 연구의 세계적 권위자인 UCLA의 밸러리 헌트(Valerie Hunt) 교수는 에너지장 카메라로 촬영하면 에너지가 상상하는 대로 흘러가는 것을 볼 수 있다고 말한다. 이를테면 세상의 무한한 힘이 내게로 온다고 상상하면 실제로 에너지가 이동하는 것을 관찰할 수 있다는 말이다. 상상치유의 세계적 권위자인 조 디스펜자 박사 역시 상상훈련 중에 에너지장을 비롯한 인체의 변화를 여러 과학 장비로 측정해 보았다.

내게 가장 효과적인 이미지 대본찾기

'치유의 혁명'이라고 부를 만큼 효과가 큰 상상훈련의 실천법은 간단하다. 심신의 긴장을 풀고 건강하고 행복한 모습을 집중해서 상상하면 된다.

상상으로 떠올리는 이미지, 즉 훈련의 대본은 전문가들마다 조금씩 차이가 난다. 하지만 그 핵심은 즐겁게 몰입할 수 있는 건강하고 행복한 이미지를 그리는 것이다. 정해진 틀은 없다. 자신에게 가장 큰 기쁨을 주는 것이 최상의 대본이다.

불치병을 이겨낸 기적의 주인공들의 이미지 대본을 크게 나누면, 병이 치유되는 과정에 집중하는 대본과 완치 후에 행복한 모습에 집중하는 대본으로 나눌 수 있다. 암세포와 게임해서 이기는 이미지로 완치한 뇌종양 환자, 굴삭기가 막힌 심혈관을 뚫는 이미지로 완치한 심장 질환자, 맑은 바람이 암세포를 날리고 눈부신 햇살이 암세포를 녹이는 이미지로 완치한 암 환자처럼 치유의 과정을 그리는 대본은 다양하게 만들 수 있다.

《건강한 신체, 마음의 눈으로 보라》의 저자인 의사 마이클 새뮤얼스(M. Samuels)는 병이 치유되는 과정을 그리는 상상 대본의 예를 이렇게 설명한다.

"바이러스에 감염되었을 때는 바이러스를 칠판에 붙은 아주 작은 점으로 상상하고 지워버린다. 뼈가 부러졌을 때는 돌 사이에 생긴 틈을 시멘트로 메운다고 상상한다. 통증이 있으면 그 부위에 구멍이 있고 바람을 불어넣어 통증이 사라진다고 상상한다. 염증이 있으면 그 부위에 에너지를 집중적으로 보내서 나쁜 물질이 모두 사라진다고 상상한다."

치유 과정을 그리는 대본에 디 큰 믿음이 기고 감정적으로 밝아진다면 이렇게 치유 과정을 상상하면 된다.

반면 병 자체를 떠올리는 것이 우울하다면 자신의 행복한 모습을 집중해서 그리는 것이 효과적이다. 좋아하는 운동을 즐기는 이미지로 완치한 당뇨 환자, 꽃을 가꾸는 이미지로 완치한 고혈압 환자 등은 건강하고 행복한 자신의 모습을 집중해서 그린 경우다.

이상적인 상상 대본이 사람마다 다르다는 것은 전문가들의 연구 결과를 통해서도 알 수 있다. 노르웨이 과학기술대학교의 연구 결과에서는 치유 과정을 그리는 상상보다 행복한 모습에 집중하는 상상이 더 효과적이었다. 만성 통증 환자들을 대상으로 실시한 이 실험에서는 통증 제어 시스템이 원활하게 움직이는 것을 그린 '생리학적 상상팀'보다 자신의 행복한 모습을 그린 '행복한 상상팀'에서 통증이 더 많이 감소한 것으로 나타났다.

반대의 연구 결과도 있다. 뉴욕대학교의 심리학자 피터 골비처(Peter Gollwitzer) 교수와 독일의 심리학자 베로니카 브란트스타터(Veronika Brandstatter) 교수는 학생들을 대상으로 실험을 했다. '크리스마스 연휴에 무엇을 할 것인가?'라는 물음을 던졌을 때, 목표를 세우고 그것을 이루는 과정까지 구체적으로 상상한 학생들의 목표 달성율은 82%, 단지 목표만 세운 학생들의 목표 달성율은 23%로 나타났다. 과정을 구체적으로 상상할수록 무의식적으로 드는 의구심을 잠재울 수 있다고 한다.

이렇듯 사람마다 효과가 다르기 때문에 자신에게 가장 맞는 유형의 대본을 선택하는 것이 최선이다. 평소 의구심이 강한 편이라면 치유의 과정까지 구체적으로 상상하는 것이 좋고, 자신의 무한한 치유력을 온전히 이해했다면 행복한 모습에 집중하는 것이 낫다.

이미지 대본을 만들기 전에 자신이 무엇을 좋아하는지, 간절한 소망은 무엇인지, 무엇을 하면 행복한지 등 자신의 마음을 세세하게 진단한 후에 이상적인 대본을 만들자. 건강한 모습으로 운동이나 여행 등 즐겁게 취미 활동을 하거나, 간절한 소망을 이룬 후 가족들과 축하 파티를 하거나, 완치 후에 난치병 환우들에게 희망을 전하는 모습 등의 다양한 내용으로 훈련해본 후 밝은 감정이 극대화되는 것을 쓰면 된다. 상상훈련 후에 심신이 더 편안해지고 감정적으로 더 밝아지는 대본이 자신에게 가장 좋은 대본이다. 때때로 더 즐겁게 대본을 바꾸면서 변화를 주어도 좋다.

상상훈련의 효과를 극대화하는 법

훈련 효과를 극대화하는 핵심은 '선명한 이미지'와 '생생한 감정'이다. 이를 위해 오감을 총동원한다. 시각, 청각, 촉각, 후각, 미각을 모두 동원해 상상하면 뇌가 더욱 활성화된다. 등산하는 모습을 그린다면 아름다운 자연을 보고, 새의 소리를 듣고, 숲의 향기를 맡고, 약수를 마시고, 시원한 바람을 쐬고, 산에 오를 때의 감각을 느끼는 등 오감을 세세하게 그리면 더욱 생생한 시각화가 가능하고 훈련 효과도 커진다.

기뻐하는 가족의 모습을 함께 상상하는 것도 효과를 높이는 방법이다. 가족이나 사랑하는 사람이 축하해주고 기뻐하는 모습을 그리면 자연스럽게 행복한 감정이 극대화된다. 상상훈련에서 감정의 변화는 매우 중요하다. 마법처럼 한순간에 나은 기적의 주인공들은 대부분 훈련 중에 평소 경험하지 못한 큰 환희를 느낀다. 소망을 이룬 상황에 몰입해서 가슴 벅찬 기쁨을 경험하고, 눈물이 날 만큼의 감사함을 절절히 느낀다는 것이 그들이 말하는 공통점이다.

훈련의 마지막에는 자신의 바람이 이루어졌을 때 느낄 기쁨에 집중한다. 밝은 감정이 극대화되면 몸은 번개처럼 변하고 에너지장도 급격하게 변한다. 치유 효과를 높이는 것이 바로 생생한 감정이다. '소망을 이룬 느낌과 하나 되기'가 기적을 깨우는 지름길이다.

상상훈련 보다 빠르게 건강한 심신 만들기

① 조용한 곳에서 허리를 펴고 편안한 자세로 앉거나 눕는다.

② 눈을 감고 텅 빈 하늘을 상상하면서, 잡념이 사라지고 심신이 이완되는 것을 느낀다.

③ 밝은 빛이 머리 위로 쏟아져 들어온다고 상상한다. '온 세상의 무한한 힘이 내게로 온다'고 마음속으로 말한다.

④ 빛이 머리부터 발끝까지 천천히 이동하면서 온몸이 환해지고 편안해지는 것을 상상한다.

⑤ 건강한 모습으로 가족과 함께하는 행복한 여행을 상상한다. 아름다운 여행지와 기뻐하는 모습을 실감나게 그린다.

⑥ 가족들이 서로 사랑의 말을 나누는 모습을 상상한다. 그 기쁨과 사랑의 감정을 충분히 느낀다.

TIP 치유가 아닌 성공 등 다른 소망을 그릴 때도 마찬가지다. 꿈을 이룬 자신의 행복한 모습을 생생한 기쁨과 함께 상상한다.

⑦ "내 안의 무한한 힘을 깨워주셔서 고맙습니다"라고 감사의 말을 하는 자신의 눈부신 모습을 상상하고, 그때 느낄 기쁨을 마음에 가득 채운다.

⑧ 새로운 마음, 새로운 몸, 새로운 삶, 새로운 시간 속에서 빛나는 자신의 모습과 그때 느낄 벅찬 감동을 충분히 느낀 후 천천히 눈을 뜬다.

이미지가 잘 그려지지 않을 때
대처법

상상훈련을 처음 하는 이들은 대부분 잡념이 생기고 이미지가 잘 그려지지 않는다. 자연스러운 현상이기 때문에 걱정할 필요가 없다. 훈련 중에 잡념이 들면 다시 훈련으로 돌아와서 계속하면 된다. 중간에 잡념으로 빠지더라도 계속하면 효과가 있다. 그리고 꾸준히 반복하면 시각화 능력과 집중력 등이 모두 개선된다. 조바심을 버리고 편안한 마음을 갖는 것이 좋다.

이미지가 너무 그려지지 않을 경우 간단한 것부터 연습한다.

자신이 상상하기 가장 쉬운 것으로 연습하면 된다. 오렌지를 먹는 모습을 그린다면, 먼저 주홍빛의 잘 익은 오렌지 하나를 쥐고 있다고 상상한다. 탱탱한 느낌과 껍질의 감촉을 상상하고, 오렌지의 상큼한 향기, 껍질을 벗길 때의 미세한 소리도 상상한다. 입에 넣었을 때 새콤달콤한 맛도 상상한다. 보고, 만지고, 냄새를 맡고, 소리를 듣고, 맛을 보는 상상을 실제로 하는 것처럼 최대한 세세하게 그린다. 이렇게 간단한 것부터 연습하면 점점 또렷한 이미지를 그릴 수 있다.

사진과 동영상을 활용한다

자신의 소망과 관련된 사진이나 영상을 본 후 이미지를 그리는 것도 좋다. 이를테면 힘찬 운동 경기, 아름다운 여행지 영상 등을 본 후에 상상훈련을 하면 선명하게 이미지를 그리는 데 효과적이다. 자신이 가장 건강했던 시절의 사진, 가족들의 웃는 사진 등 관련 시각 자료를 잘 보이게 두면 훈련에 도움이 된다.

초보자는 훈련 중에 밝은 감성을 생생하게 느끼는 것이 어려울 수 있다. 하지만 이것 역시 꾸준히 반복하면 원하는 수준에 이른다. 평생 밝은 감정을 거의 느껴본 적이 없는 사람도 훈련을 계속

하면 변한다.

조 디스펜자 박사의 임상 사례를 보면 알 수 있다. 환자는 폭력적인 아버지 밑에서 심신의 학대를 받으며 자랐고, 19세부터는 뼈가 조금만 부딪쳐도 부러지는 다골성섬유성골이형성증에 걸려 제대로 움직이지도 못한 채 우울과 불안에 빠져 살았다. 태어나서부터 47년간 분노와 불안 중독으로 살아온 셈이다.

하지만 자신이 원하는 건강하고 행복한 모습을 집중해서 상상하는 훈련을 통해 완전히 새롭게 태어났다. 의학적 불치병을 기적적으로 완치한 것은 물론이고, 사랑과 감사의 마음이 충만한 새로운 몸과 마음을 갖게 되었다. 누구나 꾸준히 훈련하면 자신이 원하는 '건강한 심신', '원하는 인생'을 만들 수 있다.

상상훈련도 꾸준히 반복하면 습관이 된다

신경정신과학자 에릭 캔델 박사는 반복 자극으로 뇌의 신경 다발 내의 시냅스 연결 개수를 3주 만에 두 배로 늘린다는 사실을 발견해서 노벨상을 받았다. 한순간에 낫는 기적적인 치유가 아니라도 누구나 3주간 반복적으로 훈련하면 뇌가 변한다는 말이다.

우리가 새로운 생각을 하면, 뇌의 뉴런에서 새로운 신경 전달 물질이 분비되어 정보가 전해진다. 한 뉴런의 끝과 다른 뉴런의 시작점 사이의 공간인 시냅스로 만들어진 연결망을 통해 순식간에 메시지가 전달된다. 시냅스라는 용어를 처음 제시한 신경심리학자 도널드 헵(Donald Hebb) 박사 역시 '훈련을 많이 할수록 해당 뉴런들이 더욱 강력하게 연결된다'고 말한다.

마음 훈련을 반복하면 정보 전달 속도에 가속도가 붙으면서 더 빨리 새로운 신경망을 형성한다. 반복할수록 더 큰 효과를 낸다는 말이다. 신체 훈련을 위해 꾸준히 아령을 들어야 근육이 자라는 것처럼 마음 훈련도 꾸준히 해야 빨리 효과를 본다.

모든 습관이 그렇듯이, 마음 훈련 역시 충분히 반복하면 하나의 습관으로 뿌리를 내리는 단계에 이른다. 뇌가 반복되는 자극에 의해서 자동화 루트를 만든 것이 바로 '습관'이다. 처음 걸음마를 배우고, 운전을 배울 때처럼 반복할수록 빨리 배우고 몸에 밴 습관으로 자리 잡는다.

상상훈련도 꾸준히 반복하면 뇌의 시각화 영역이 발달하면서 보다 생생한 이미지를 그릴 수 있을 뿐 아니라 감정적인 몰입도 점점 좋아진다. 충분히 반복하면 누구나 마음 훈련의 고수가 되고, 건강한 몸과 마음이 된다. 빨리 효과를 보느냐, 서서히 보느냐의 차이다.

상상훈련의 효과는 마법이 아니라 과학이다. 특별한 사람만 가능한 '마술'이 아니라 우리 모두가 익힐 수 있는 '마음의 기술'이다. 결국 모든 것은 자신에게 달렸다. 자신의 무한한 힘에 대한 온전한 이해와 꾸준한 실천이 건강한 나, 원하는 나로 다시 태어나게 한다.

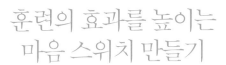

훈련의 효과를 높이는
마음 스위치 만들기

밝은 감정을 기억시켜 활용하면 마음 훈련의 효과를 높일 수 있
다. 훈련 중에 평온한 음악을 듣고, 그 음악을 조건화하는 것이 좋
은 방법이다. 조건반사적 반응이란, 같은 경험을 반복한 기억을
통해 저절로 생리적, 화학적 상태를 변화시키는 것을 의미한다.
한마디로 특정한 조건에 익숙하게 길들여지는 것이다.

저명한 생리학자 이반 파블로프(Ivan Pavlov) 박사는 먹이를 줄
때마다 종소리를 들은 개가 나중에는 종소리만 들어도 침을 흘리

는 조건화가 이루어진다는 것을 처음 발견했다. 면역계 역시 반복 경험으로 조건화될 수 있다는 사실도 증명되었다.

정신신경면역학의 창시자 가운데 한 사람인 로버트 아더(Robert Ader) 박사는 쥐를 대상으로 특정한 냄새와 맛을 기억시키는 면역체의 조건화 유도를 실험했다. 첫 번째 실험에서는 쥐에게 독특한 냄새인 장뇌향을 맡게 한 후 면역 강화 물질을 몇 주간 투여했다. 그러자 나중에는 면역 강화 물질을 주지 않고 장뇌향만 맡아도 쥐들의 면역 세포의 수가 증가했다. 다음 실험에서는 단맛이 나는 사카린 용액과 함께 면역 억제 물질을 투여했다. 마찬가지로 나중에는 사카린 용액만 투여해도 쥐들의 면역 세포의 수가 감소했다. 장뇌향은 면역체가 강화되는 조건화가 이루어졌고, 사카린의 단맛은 면역체가 약화되는 조건화가 이루어진 것이다.

우리의 몸도 조건반사적 반응이 나타난다. 부정적인 감정이 강한 이들은 대부분 어두운 감정과 특정 기억이 조건화된 경우가 많다. 이를테면 직장 상사로부터 스트레스를 계속 받았다면 상사만 떠올려도 혈압이 오른다.

훈련 때 들은 음악을 '감정 전환 스위치'로 활용

이런 조건화 반응을 활용해서 밝은 감정을 기억시켜보자. 쉽게 할 수 있는 방법이 명상 음악을 들으면서 훈련하고, 그 음악을 기억시켜 감정 전환용으로 쓰는 것이다.

훈련할 때마다 평온한 음악을 들으면, 나중에는 밝은 감정과 그 음악이 연결되는 조건화가 이루어진다. 이때 이용할 음악은 특정 기억이 연상되지 않는 평온한 클래식이나 명상 음악이 좋다.

마음 훈련을 할 때마다 같은 음악을 들으면 밝은 감정과 연결되는 기억 장치가 된다. 꾸준히 반복해서 조건화가 이루어지면, 어디서나 그 음악만 들어도 쉽게 감정 전환을 할 수 있다. 시험이나 중요한 미팅을 앞두고 긴장할 때, 예상치 못한 스트레스로 부정적 감정이 폭발할 때, 그 음악을 잠시 듣는 것만으로도 쉽게 마음을 고요하게 만들 수 있다. 음악이 어두운 감정을 끄고 밝은 감정으로 전환하는 마음의 스위치 역할을 하는 것이다. 물론 조건화 단계에 이르기 위해서는 충분히 반복해야 한다.

세계적인 심리학자이자 교육학자인 게오르기 로자노프(Georgi Lozanov) 박사의 연구 결과에 따르면, 긴장이 풀린 상태일 때 고요한 클래식 음악을 틀어놓고 새로운 정보를 제시하면 뇌의 집중력이 강화되어 큰 학습 효과를 낳는다고 한다. 고요한 음악이 뇌의 집중력을 배가시키는 데도 도움을 준다는 말이다.

평소 특별히 음악에 대한 거부감이 있는 것이 아니라면 음악을 들으면서 훈련해 효과를 높이고 감정 전환 스위치로 활용하자.

마음 훈련을 생활 속에서 일상화한다

마음 훈련은 특별한 장소와 시간에만 할 수 있는 것은 아니다. 삶의 모든 시간과 공간에서 가능하다. 나아가 훈련의 일상화가 궁극의 목표여야 한다. 삶의 매 순간 자신의 내면을 보면서 생각이 원하는 방향으로 가도록 이끈다면, 이 세상에서 가장 건강하고 행복한 창조자가 될 것이다.

대중교통으로 출퇴근하는 경우라면, 그 시간을 훈련 시간으로 이용할 수 있다. 명상 음악을 들으면서 훈련하면 주변 소음을 차단해 오롯이 집중할 수 있고, 감정 전환 스위치로 쓸 수도 있다. 출퇴근 시간을 이용하면 꾸준한 훈련 습관을 들이는 데도 효과적이다.

일상의 매 순간 '잠깐 훈련'을 통해 마음을 챙기는 것도 좋다. 눈부신 햇살을 볼 때, 잠시 눈을 감고 그 밝은 빛이 온몸으로 흘러들어 환해지면서 생명력이 충만해지는 모습을 상상한다. 시원한 바람이 불 때는, 잠시 눈을 감고 그 바람에 심신의 아픔이 모두 날아간다고 상상하자. 어두운 심신을 까만 점으로 그리고, 그 까만 점이 바람에 날아가서 밝고 건강해진 모습을 상상하면 된다. 이런 생활 속 잠깐 훈련으로 밝은 마음을 이어갈 수 있다.

마음 훈련을 일상화하면, 갑자기 큰 시련이 닥쳐도 마음을 쉽게 다스려 빠르게 평온함을 찾을 수 있다. 어두운 감정은 구름처럼 스쳐가게 하고, 자신과 세상의 행복에 도움되는 감정만 품는 습관이 몸에 배는 것이다. 마음 훈련의 일상화를 통해 건강한 몸과 마음으로 보다 빠르게 나아가자.

환자의 치유력을 깨우는
가족의 훈련

　대수술을 앞둔 중환자가 있었다. 네 번째로 하는 수술이었고, 병원에서는 생존 가능성이 낮다고 했다. 그 환자의 누나는 죽어가는 동생을 생각하며 눈물을 흘렸다. 그녀는 '내 생각이 창조의 에너지다'라는 마음의 법칙에 희망을 걸고 상상훈련을 시작했다.

　동생이 건강하고 활기찬 모습으로 누나의 집을 리모델링해주는 상상을 했다. 건강하게 일하는 동생의 모습과 그 상황에서 느낄 기쁨을 집중해서 그렸다.

그 후 기적이 일어났다. 그녀의 상상이 바로 현실이 된 것이다. 병원에서 갑자기 호전되어 수술할 필요가 없다고 말했다. 그녀의 상상대로 동생은 거짓말처럼 건강을 되찾았다.

영적 스승인 네빌 고다드가 전하는 환자 가족의 이야기다. 이런 기적이 가능한 것은, 모두가 하나로 연결된 세상에서 내 생각이 현실을 변화시키는 동력이기 때문이다. 교사들이 천재라고 생각한 아이들이 실제 천재로 변한 피그말리온 효과도, 환자를 만나지도 않고 자신의 생각만으로 치료하는 의사들이 존재하는 것도, '생각이 창조의 에너지'로 작용하기 때문이다. 앞서 소개한 자신의 생각으로 집에 있는 딸의 천식을 낮게 한 남성 또한 마음 훈련을 오래 해온 전문가가 아니다. 자신에게 무한한 힘이 있다는 것을 온전히 이해하고 간절한 소망을 담아 상상훈련에 몰입한 결과다.

'보는 사람이 생각하는 대로 창조된다'는 양자 물리학의 위대한 발견은, 창조의 주체가 '내 마음'이라는 것을 일깨운다. 자신의 내면에 아픈 가족이 낮는다는 확고한 믿음을 심으면 환자의 치유력도 깨어난다는 말이다.

하지만 실제 환자 가족들은 대부분 슬픔에 빠져 있다. 사랑하는 가족이 투병 중이면 심리적으로 힘든 것은 당연하다. 하지만 그런 내 마음의 우울과 슬픔이 더 우울한 일을 만든다. 그것이 생각 에너지의 불변의 공식이다.

마음의 법칙에서 가장 중요한 것은 언제나 '내 마음'이라는 것을 명심하자. 투병 중인 환자보다 우선 내 생각부터 바꾸어야 한다. 본인은 낫기 힘들다고 체념하면서 환자에게 희망을 가지라고 하는 것은 통하지 않는다. 자기 내면의 본심대로 현실이 창조되기 때문이다.

변해야 할 것은 나의 마음

우리가 세상과 타인을 바라보는 시각도 마찬가지다. 내가 세상을 추악하게 생각하면 추악해지는 에너지를 주는 것이고, 그 사람을 이상하다고 생각하면 이상해지는 에너지는 주는 것이다. 내 시각이 변하지 않는 한 세상과 그 사람은 변하지 않는다.

시부모나 직장 상사에게 스트레스를 받으며 대부분 그들이 변하기를 바란다. 내가 누군가를 미운 감정으로 보는 것은 그 사람이 미운 일을 더 하도록 만드는 것이다. '그 사람이 나쁘다'고 생각하는 내 마음을 바꾸는 것이 문제 해결의 출발점이다.

이런 경우, 상상 속에서 시부모나 상사를 만나 평소 하고 싶었던 말을 속 시원하게 하고 그 사람의 달라진 모습을 그리는 것도 좋은 방법이다. 그 사람을 다른 시선으로 바라보는 상상훈련이 변화의 에너지로 작용하기 때문이다. 물론 밝은 감정을 바탕으로 그리는 이미지여야 자신에게 긍정적으로 작용한다. 변해야 할 것은 오직 '자신'이고, 바라볼 곳은 오직 '내 마음'이라는 과학적 진리를 잊지 말자.

삶의 진리를 깨달은 마음 훈련의 고수들은 어떤 상황에서도 세상의 탓과 남의 탓을 하지 않는다. 내 삶에 펼쳐지는 모든 것의 진정한 창조자가 바로 자신이라는 것을 알기 때문이다. 개인의 힘으로는 역부족인 거대한 사회적 문제라고 해도 '자신의 내면 챙기기'가 변화의 시작이어야 한다. 또한 마음 훈련의 대가들은 폭풍 같은 현실 속에서도 흔들리지 않고 완전한 세상을 바라본다. 그 사람의 질병을 보지 않고 그 안에 잠자는 건강을 본다. 그 사람의 결핍을 보지 않고 그 안에 잠자는 풍요를 본다. 세상의 어둠을 보지 않고 그 안에서 깨어날 빛을 본다. 그 온전한 마음이 세상의 완전함을 깨우는 에너지로 작용한다.

아픈 가족을 어두운 마음으로 간병하고 있다면, 자신의 내면부터 바꾸는 훈련을 하자. 우리 모두에게 마법 같은 힘이 존재한다는 사실을 제대로 이해하고, 완치에 대한 굳건한 믿음을 마음에 심자. 이것이 간병 수칙 1조 1항이다.

그 다음 자신과 가족의 내면에 잠자는 힘이 무한대로 깨어나도록 건강하고 행복한 모습을 그리는 상상훈련을 한다. 또 아픈 가족에게 마음의 무한한 힘과 치유의 진리를 설명하고 함께 훈련을 하자.

가족을 위해 기도할 때도 마찬가지다. 기도의 효과는 이미 과학적으로 밝혀졌다. 기도가 제대로 효과를 내기 위해서는 안타까운 마음으로 '무언가를 바라는 기도'가 아니라 '이미 기도가 이루어진 데 감사하는 기도'를 하는 것이 가장 좋다. 이것이 전문가들의 공통된 의견이다. 소망을 이룬 모습을 기쁘게 그리면서 감사의 기도를 하는 것이, 기도의 기적을 만드는 지름길이다.

가족훈련 아픈 가족의 치유력 깨우기

① 조용한 곳에서 허리를 펴고 편안한 자세로 앉거나 눕는다.

② 눈을 감고 텅 빈 하늘을 상상하면서, 잡념이 사라지고 심신이 이완되는 것을 느낀다.

③ 밝은 빛이 머리 위로 쏟아져 들어온다고 상상한다. '온 세상의 무한한 사랑, 무한한 힘이 내게로 온다'라고 마음속으로 말한다.

④ 빛이 머리부터 발끝까지 천천히 이동하면서 온몸이 환해지고 편안해지는 것을 상상한다.

⑤ 건강을 되찾은 환자와 자신의 행복한 모습을 상상한다. '보는 사람이 생각하는 대로 창조된다'는 양자 물리학의 대발견은 창조의 주체가 내 마음이라는 뜻이다. 나부터 환자의 완치를 믿고 그려야 한다.

⑥ 건강을 되찾은 환자와 사랑의 대화를 나누는 모습을 상상한다. "건강한 모습을 보니 너무 기뻐", "모두 당신 덕분이야. 고마워", "내가 더 고마워" "사랑해" 감사의 말을 나누는 모습을 상상하고, 그때 느낄 기쁨을 마음에 가득 채운다.

⑦ 가슴 벅찬 기쁨을 충분히 느낀 후 천천히 눈을 뜬다.

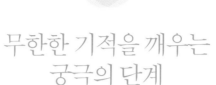

무한한 기적을 깨우는
궁극의 단계

병원에서 죽음을 선고받은 말기 난소암 환자가 있었다. 암세포가 복부 전체에 퍼져 1년도 살기 힘들다는 진단이었다. 오랜 시간 투병해온 그녀는 죽음을 담담히 받아들인 후 남은 삶이라도 의미 있게 살고 싶어 봉사 활동을 시작했다. 어려운 누군가를 도울 힘이 남아 있는 것을 그나마 다행이라고 여겼다. 그녀는 자신이 죽음을 앞둔 환자라는 사실을 잊고 몸과 마음을 다해 어려운 이들을 도왔다. 아무 조건 없이 사랑을 주면서 가슴 가득 차오르는 기쁨을 느꼈다. 평생 느껴보지 못한 환희였다. 그렇게 6개월이 지나자 암세포가 모두 사라졌다.

이 치유담은 외과 의사이자 통합의학의 선구자인 버니 시겔 박사가 전하는 환자 이야기다. 시겔 박사가 소개하는 또 다른 기적 이야기를 보자.

시한부 진단을 받은 말기 암 환자가 있었다. 홀로 외롭게 생활해온 그녀는 삶의 마지막까지 혼자이고 싶지 않아 버려진 고양이 한 마리를 입양했다. 백혈병에 걸려 얼마 살지 못하는 시한부 고양이였다. 그 고양이에게서 자신의 모습을 본 그녀는 정성껏 고양이를 돌보았고, 늘 함께 하면서 서로를 위로했다. 삶의 마지막 순간 마음을 다해 사랑을 나눈 것이다. 그렇게 시간이 흘러 14년이 지났다. 그녀와 고양이는 시한부 진단을 유쾌하게 날린 채 건강하게 살고 있다. 그들의 아낌없는 사랑이 병을 치유한 것이다.

시겔 박사는 사랑은 모든 것을 치유한다고 강조한다. 가족에게 큰 사랑을 받으면서, 혹은 누군가를 아낌없이 사랑하면서 병이 나은 기적의 치유담은 실로 헤아릴 수 없이 많다. 바로 '사랑'이 무한한 치유력을 깨우는 기적의 핵심 동력이기 때문이다.

사랑은 우리의 본질

사랑은 죽음의 문턱을 넘어갔던 이들을 다시 살아나게 하는 상상 초월의 마법을 펼치기도 한다. 병원에서 사망 선고를 받은 다음 날 다시 살아나 세계적인 화제를 낳은 《그리고 모든 것이 변했다》의 저자 아니타 무르자니(Anita Moorjani)의 이야기를 보자.

그는 말기 암으로 4년간의 힘겨운 투병 생활 끝에 병원에서 숨을 거두었다. 하지만 사망 선고 후 30시간 만에 다시 살아나 병원을 발칵 뒤집어놓았다. 그녀는 사망한 후 육신에서 의식이 분리되면서 생전에 경험하지 못한 크나큰 사랑과 환희를 느꼈고, 궁극의 치유가 '사랑'임을 깨달았다고 한다.

"우주는 조건 없는 사랑으로 이루어져 있으며, 그것이 내 본질이다. 부정적으로 보이는 것조차도 모두 무한하고 조건 없는 사랑의 스펙트럼의 일부다. 우리가 곧 사랑임을 이해하게 된 것이 내가 얻은 가장 중요한 깨달음이다."

아니타는 평생 자신이 문제가 많다고 여기며 삶에 대한 두려움을 갖고 살았다. 그런 자신이 완전한 존재이고 그저 존재한다는 사실만으로 사랑받을 자격이 있다는 것을 자각하면서, 몇 주 만에 암까지 완치해 다시 병원을 놀라게 만들었다. 그녀는 자신과 세상을 조건 없이 사랑할 때 삶이 기적처럼 변한다고 말했다.

아니타가 전하는 메시지는 죽음 이후의 세계를 경험한 임사 체험자들이 공통적으로 강조하는 말이다. 임사 체험(near-death experience)이란 말은 미국의 심리학자 레이먼드 무디(Raymond Moody) 박사가 쓴 책 《삶 이후의 삶》에 처음 등장했다. 임사 체험자들의 실제 경험담을 담은 이 책은 출간 당시 세계적인 화제를 낳았다. 현재는 여러 학자들이 임사 체험을 연구하고 있고, 알려진 사례만 해도 수천 건이 넘는다.

영혼이 육신에서 분리되는 경험을 한 임사체험자 대부분은 죽음 이후의 세상이 빛으로 가득한 무한한 사랑의 세계라고 증언한다. 이 세상에서 느껴보지 못한 충만한 사랑을 느끼면서 '사랑이 모든 것의 근원이고, 사랑으로 모든 게 가능하다는 것'을 자각한다고 말한다.

버지니아 대학의 정신의학자 브루스 그레이슨(Bruce Greyson) 박사를 포함해 임사 체험을 연구하는 학자들의 연구 결과에 따르면, 우리의 본질이 사랑임을 자각한 임사 체험자들은 깨어나서 대부분 사랑이 충만한 새로운 삶을 산다고 한다.

항공 의학 분야 최고 권위자인 제임스 위너리(James Whinnery) 박사의 실험을 통해 체외이탈이 입증되기도 했다. 전투기가 추락할 때의 상황을 정확하게 알고 싶었던 위너리 박사는 거대한 원심분리기에 조종사들을 태우고 고속으로 회전시켜 비행할 때와 같은 중력을 만들었다. 전투기 조종석에서는 총알보다 더 빠른 속도의 중력을 견뎌야 한다. 속도가 점점 빨라지자 조종사들이 의식 불명 상태가 되었고, 그때 추락 사고가 일어난다는 사실을 알아냈다.

그런데 뜻밖의 현상도 발견했다. 원심분리기의 속도가 빨라져서 임사점(point of near death)에 이른 조종사들이 체외 이탈을 경험한 것이다. 육신에서 벗어난 영혼이 쓰러져 있는 자신을 비롯해 빛으로 가득한 사랑의 세계를 훤하게 내려다보았다. 직접 실험에 참가한 위너리 박사는 물론 40여 명의 조종사들이 이 같은 경험을 했다. 그리고 영혼이 다시 몸속으로 돌아오는 순간 의식 불명 상태에서 깨어났다. 짧은 순간이나마 체외 이탈을 경험한 조종사들은 깨어나는 것이 싫었다고 입을 모아 증언한다. 몸을 벗어난 세계가 황홀할 정도로 사랑이 가득했기 때문이다. 죽어서 육신이 사라지면 어떤 세계를 경험할지 짐작케 하는 놀라운 연구 결과가 아닐 수 없다.

체외 이탈을 경험한 조종사들과 임사 체험자들의 공통된 증언처럼, 사랑은 우리의 본질이고 우주의 본성이다. 또 이 세상 모든 기적의 핵심 연료다. 사랑은 죽음 앞에서도 살아나게 만들고 절망적인 삶을 구원한다. 가장 건강하고, 힘세고, 풍요하고, 행복하고, 위대해지는 마법의 약이 바로 사랑이다. 삶의 기적을, 세상의 기적을 낳는 무한 에너지가 바로 '사랑'이다.

사랑은 최고의 만병통치약

과학이 발달함에 따라 사랑의 물리적 작용을 분석해 그 의학적 효과를 구체적으로 이해하게 되었다. 위생과 영양을 강조하던 1940년대, 정신의학자 르네 스피츠(Rene Spitz) 박사는 다음과 같은 연구를 진행했고, '사랑이 최고의 약'이라는 결과로 세계를 놀라게 했다.

A : 위생과 영양 공급이 완벽한 최상급 보육원의 유아
B : 위생과 영양 공급이 엉망인 교도소 보육원의 유아

A그룹은 간호사가 아이를 돌보았으며 기저귀를 갈 때 외에는 신체 접촉이 없었고, B그룹은 엄마가 매일 일정 시간 아이를 돌봤다. 그 결과 A그룹은 빈틈없는 위생 관리와 영양 공급에도 불구하고 37%가 감염으로 사망했고, 아이들의 발달 지수가 평균치의 절반밖에 되지 않았다. 성장이 늦고 면역력도 극도로 약하다는 말이다.

반면 B그룹은 건강하게 자라서 5년 동안 단 한 명도 감염으로 사망하지 않았다. 위생의 중요성을 강조한 당시로서는 충격적인 보고였다. 부모의 사랑을 충분히 받으면 악성 바이러스와 병원균

도 물리칠 만큼 면역력이 강해진다는 사실이 처음으로 세상에 알려졌다.

심신을 치유하는 최고의 약이 바로 사랑이라는 것은 많은 의학자들이 임상 연구를 통해서도 증명했다.

"혼수상태의 환자라도 누군가가 손을 잡고 다정하게 말을 하면 심장 박동이 더 안정된다."

— 메릴랜드대학교 제임스 린치(James Lynch) 교수

"사랑하는 사람의 사진을 보면 체내에서 천연 진통제가 분비되어 통증이 줄어든다."

— 캘리포니아대학교 나오미 아이젠버거(Naomi Eisenberger) 교수

"단지 사랑의 기억을 떠올리고 사랑의 감정을 상상하는 것만으로도 병원균과 바이러스를 물리치는 면역체가 강화된다."

— 하버드대학교 데이비드 맥클란드(David McClelland) 교수

미시간대학교 제임스 하우스(James House) 교수 또한 10년간 3천여 명을 대상으로 진행한 연구를 통해, 봉사 활동을 하며 적극적으로 사랑을 나눈 사람은 일반인보다 발병으로 인한 사망률이 2.5

배 낮다는 사실을 밝혔다. 결국 사랑이 세상에서 가장 좋은 영양제고, 항생제고, 진통제고, 항암제라는 말이다. 최고의 만병통치약이 바로 사랑이다.

사랑의 놀라운 힘은 단지 '주목'하기만 해도 효과가 나타난다. 하버드대학교 데이비드 맥클랜드 박사는 학생들에게 환자를 사랑으로 보살피는 마더 테레사의 영상물을 보여주는 실험을 했다. 그 결과 학생들의 타액에 포함된 면역글로불린A의 수치가 영상을 보고 난 후 현저하게 상승했다. 면역글로불린A는 바이러스를 물리치는 중요한 면역체의 하나다.

더욱 놀라운 것은, 마더 테레사의 영상을 보면서 감동받은 사람뿐만 아니라 그렇지 않은 이들의 면역력도 함께 상승했다는 점이다. 이것을 '마더 테레사 효과'라고 부른다. 공감하지 않아도 단지 주목하는 것만으로도 심신을 치유하는 힘이 바로 사랑에 있다는 말이다.

사랑의 눈으로 세상을 볼 때 일어나는 변화

내 마음에 가득한 사랑은 나를 치유할 뿐 아니라 세상도 더불어 치유한다. 양자 물리학이 밝힌 것처럼 내 생각이 현실을 창조하는 에너지이기 때문이다. 내가 사랑의 눈으로 세상을 볼 때의 변화는 앞서 소개한 에모토 마사루 박사의 '물과 밥 실험'으로 분명하게 볼 수 있다. 사랑으로 주목한 대상은 밝아지고 미움으로 주목한 대상은 어두워지는 결과를 통해, 사랑의 마음이 세상을 살리고 아름답게 변화시키는 강력한 에너지라는 것을 알 수 있다.

사랑이 담긴 음식을 먹은 사람이 더 건강해지기도 한다. 프린스턴대학교의 딘 라딘(Dean Radin) 교수는 불교 수행자들에게 사랑의 마음으로 초콜릿을 10초씩 바라보게 했다. 그 초콜릿을 먹는 사람이 더 건강해지길 바라는 마음을 전한 것이다. 그 다음 사랑의 에너지를 담은 초콜릿과 일반 초콜릿을 사람들에게 하루 1온스씩 5일간 먹게 했다. 그 결과 사랑의 에너지를 담은 초콜릿을 먹은 사람들의 67%가 평소보다 훨씬 활력이 넘친다고 답했다. 일반 초콜릿을 먹은 사람들은 아무런 변화가 없었다.

사랑의 마음이 만나지도 않은 중병 환자를 기적적으로 치유하기도 한다. 앞서 소개한 이하레아카라 휴 렌 박사가 대표적인 예이다. 휴 렌 박사는 범죄를 저지른 중증 정신 질환자들의 차트를 보면서, 그 사람에 대해 느끼는 자신의 어두운 감정을 사랑으로 정화해서 병원의 모든 환자를 완치시켰다.

그 환자들의 차트나 이력을 보면 대부분은 '끔찍한 범죄를 저질렀군! 불행한 사람이야. 중증 정신병인데 낫기 어렵겠지!'라는 부정적인 생각에 빠질 것이다. 자신의 어두운 생각과 감정을 정화해서 사랑으로 바꾸는 것이 휴 렌 박사의 치료법이다. 환자에 대한 어두운 생각이 사랑으로 변하는 순간, 에너지로 연결된 환자 역시 동일한 감정의 변화가 일어나면서 기적적으로 나았다. 휴 렌 박사는 세상의 모든 질병과 문제, 불행에 대한 가장 좋은 약이 사랑이라고 강조한다.

자신의 내면에 사랑이 가득하면 나와 남, 세상을 더불어 치유하는 초강력 에너지로 작용한다. 에너지장으로 모두 연결된 세상 만물은 어느 한 곳이 사랑으로 정화되면 모두가 함께 영향을 받는다. 온 인류의 내면에 사랑이 가득 차면 모든 한계가 사라진 '완전한 세상'이 열릴 것이다.

모든 고통의 근원적인 뿌리

사랑이 빚은 이타적인 마음은 기적을 낳는 핵심 동력인 반면, 이기적인 마음은 고통의 근원적인 뿌리다. 이기심은 나와 남이 분리되어 있다는 무지에서 비롯된 것이다. '나와 남이 별개고, 세상의 자원과 물질은 유한하다'는 눈에 보이는 것으로 착각한 결과다. 이 분리와 결핍의 마인드는 두려움을 낳고, 이기심과 탐욕을 키우고, 결국 고통과 불행으로 이끈다.

20세기의 무한 경쟁 사고는 세상 모든 것이 연결되어 있고, 우리의 생각이 물질을 창조하는 에너지라는 과학적 사실이 밝혀지기 전의 가치관이다. 남을 경쟁 상대로 보기 때문에 늘 타인과 비교해서 상대적인 불행에 빠지고, 타인보다 부족한 면에 연연하는 결핍 증후군에 시달린다. 어두운 감정이 일으키는 스트레스 반응은 치유력을 무력화시켜 심신의 온갖 병을 부추긴다.

남을 경쟁 상대와 적으로 보는 시각은 관찰자 효과에 의해 적을 점점 더 늘어나게 만든다. 삶의 두려움이 계속 커지고 싸워야 할 일만 창조하는 어두운 인생을 스스로 설계하는 것이다. 적대감과 경쟁심은 타인을 공격하는 행동으로 이어진다. 나와 연결된 남에게 상처를 주는 것은 결국 자신을 공격하는 것과 같다. 남을 속이거나 상처를 주는 행동은 무언가에 대한 불만, 적대감, 위기감에서 비롯된다. 세상을 위기와 불만으로 보는 자체가 스스로 계속 위기를 창조하는 것이다.

양자 얽힘 실험이 증명한 것처럼 '모두가 하나'라는 말은 도덕적 관념이 아니라 과학적 사실이다. '나와 남은 하나고, 창조의 원천인 우리 마음의 힘은 무한하다'는 진리를 깨달으면, 두려움이 밀려난다. 남이 경쟁 대상이 아니라 '또 하나의 나'라는 것을 제대로 이해하면 단절감도 사라진다. 무한 풍요를 창조할 내면의 힘을 자각하면 결핍과 불안에서도 놓여난다. 세상과의 단절감과 결핍감이 밀려나고 이기심과 탐욕이 날아가고 삶의 온갖 고통에서 자유로울 수 있다.

21세기 첨단 과학이 밝힌 과학적 진리를 온 인류가 제대로 깨닫고 적대, 결핍, 경쟁, 탐욕의 마인드에서 벗어나 사랑, 풍요, 창조, 상생의 마인드를 가질 때 완전히 새로운 세상이 열릴 것이다. 세상 만물이 하나라는 사실을 진심으로 자각할 때, 온 세상을 조건 없는 사랑으로 바라볼 것이다.

해피엔딩의 지름길

내가 가진 조건 없는 사랑은 세상으로부터 조건 없는 사랑을 받는 에너지가 된다. 내가 무언가를 미워하면 더 미운 현실이 창조되고, 사랑하면 더 사랑스러운 현실이 창조된다. 이것이 과학의 공식이다. '조건 없는 사랑'이 단지 윤리적 가치가 아니라, 내가 가장 행복해지는 지름길이기 때문에 중요한 것이다. 모두가 하나인 세상에서 최고의 처세이자, 최고의 건강법, 최고의 성공법이 비로 '사랑'이라는 말이다.

사랑을 적극적으로 실천하는 자원봉사자들을 대상으로 진행한 연구를 통해서도 그런 사실을 확인할 수 있다. 자원봉사자들은 대개 봉사활동을 하면서 우울증이 사라지고, 밝은 감정과 행복 지수가 올라간다. 도와주는 사람들이 오히려 행복을 느끼는 이 현상을 '헬퍼스 하이(helper's high)'라고 한다.

행복 연구로 유명한 캘리포니아대학교의 심리학자 소냐 류보머스키(Sonja Lyubomirsky) 교수 역시 사랑을 나누는 이타적인 활동이 행복 증진 효과가 크다는 연구 결과를 내놓았다. 이타적인 활동을 하면 자신감과 밝은 감정이 강화되고, 자신이 누리는 것에 더 감사하는 등 긍정적인 효과가 도미노처럼 일어난다고 한다.

성공학자들도 영원한 성공자가 되는 만능 열쇠로 사랑을 제시한다. 삶의 모든 문제의 답은 언제나 '사랑' 안에 있다고 강조하는 성공학자 조 바이텔(Joe Vitale) 박사는 자신과 세상을 아낌없이 사랑하는 것이 성공의 지름길이라고 한다.

삶의 해피엔딩을 낳는 핵심 동력도 사랑이다. 세계적인 정신의학자이자 임종 연구 분야의 선구자 엘리자베스 퀴블러 로스(Elisabeth Kübler-Ross) 박사는 죽음을 앞둔 사람들이 공통적으로 '더 많이 사랑하지 못한 것'에 대해 후회한다는 사실을 알아냈다.

사람들은 대부분 생의 끝자락에 이르면 더 많이 이해하고 용서하지 못한 것을, 더 많이 사랑하지 못한 것을 안타까워한다. 삶에서 가장 중요한 것을 생이 끝날 무렵에 분명하게 자각하는 것이다.

사랑을 행복의 근원이라고 강조하는 퀴블러 로스 박사는 '우리가 진정으로 간직하고 떠날 때 가지고 갈 수 있는 유일한 것이 사랑'이라고 말했다. 삶의 해피엔딩을 빚어내고, 세상을 떠날 때 품고 가는 유일한 선물. 그것이 바로 '사랑'이다.

삶의 최고 가치가 사랑이라는 것은 인류의 전 역사를 걸쳐 동서고금의 모든 스승들이 한결같이 강조한 것이다. 사랑은 모든 종교의 기본 가르침이고, 모든 철학과 과학에 담긴 근본 원리다. 유한한 생명체인 우리가 그 유한의 굴레를 벗을 수 있는 불멸의 길도 사랑이다. 참사랑을 실천한 이들이 인류의 마음속에 살아있고, 사랑으로 이루어낸 일들이 세상을 영원히 밝히고 있다.

나와 세상을 '있는 그대로' 사랑하기

삶의 모든 문제를 해결하고 치유와 건강, 성공, 부, 행복을 창조하는 가장 강력한 에너지인 사랑. 이 사랑을 내면에 채우는 첫걸음은 나 자신부터 '있는 그대로' 사랑하는 것이다. 우리는 은연중에 자신을 자책하고 비난할 때가 있다. 때로는 성공과 실패의 평가 앞에서, 그리고 다른 무엇과의 비교 앞에서 스스로 가혹한 비평가가 되기도 한다. 자기 비난을 이어가는 것은 자신에 대한 사랑이 부족하기 때문이다. 자기 스스로를 비난한다면 밝은 시각으로 세상을 볼 수 없고, 타인과 세상을 진심으로 사랑할 수도 없다. 자신의 과오를 따뜻하게 껴안고 아무 조건 없이 사랑할 때, 같은 마음으로 온 세상도 진심으로 사랑할 수 있다.

이기적인 마음은 자기 사랑이 지나칠 때가 아니라 부족할 때 나온다. 자신이 모자라고 부족하다고 느낄 때, 그 결핍을 메우려는 보상 심리에서 이기심이 발동하는 것이다. 자신에 대한 열등감과 불만을 온 세상도 같은 마음으로 바라본다. 자신을 진심으로 사랑할 때 세상도 그렇게 사랑하는 마음이 열린다.

나와 남, 그리고 온 세상을 '있는 그대로' 사랑하는 마음은 우리가 지향해야 할 궁극의 단계다. 사랑에 집중하는 훈련을 통해, 조건 없이 사랑하는 마음을 익히고 습관화해보자.

사랑 훈련   무한한 기적을 깨우는 궁극의 훈련

① 조용한 곳에서 허리를 펴고 편안한 자세로 앉거나 눕는다.

② 눈을 감고 텅 빈 하늘을 상상하면서, 잡념이 사라지고 심신이 이완되는 것을 느낀다.

③ 밝은 빛이 머리 위로 쏟아져 들어온다고 상상한다. '온 세상의 무한한 사랑이 내게로 온다'라고 마음속으로 말한다.

④ 빛이 머리부터 발끝까지 천천히 이동하면서 온몸이 환해지고 편안해 지는 것을 상상한다.

⑤ 살면서 사랑이 가장 충만했던 기억을 떠올린다.

⑥ 가족과 함께 더 큰 사랑을 나누는 미래 모습을 상상한다. 재능 기부나 봉사 활동을 하는 행복한 모습을 그린다. 위대한 사랑을 깨워 '새로운 나'로 다시 태어날 수 있다는데 감사하며, 즐겁게 상상에 몰입한다.

⑦ "나와 하나인 온 세상을 조건 없이 사랑합니다. 언제나 나를 성장하 도록 이끄는 내 삶의 모든 것을 아낌없이 사랑합니다. 내 안의 위대한 사랑을 깨워주셔서 고맙습니다"라고 말하는 자신의 눈부신 모습을 상상하고, 그때 느낄 기쁨을 마음에 가득 채운다.

⑧ 새로운 마음, 새로운 몸, 새로운 삶, 새로운 시간 속에 있는 빛나는 자 신의 모습과 벅찬 감동을 충분히 느낀 후 천천히 눈을 뜬다.

조건 없는 사랑으로 스트레스에서 해방

인생은 학교다. 삶의 모든 것은 나를 성장시키는 수업이며, 역 경은 가장 소중한 것을 배우는 최고의 수업이다. 이것이 바로 고 통이 존재하는 진짜 이유다.

질병의 고통도 마찬가지다. 병을 앓으면서 비로소 발병의 뿌리인 마음으로 눈을 돌린다. 질병의 아픔이 삶에서 가장 중요한 것을 가르치고, 무너지는 삶을 송두리째 치유할 기회를 준다. 그래서 캘리포니아대학교 의과대학 딘 오니시 교수는 '질병은 삶의 메시지를 전하는 전령'이라고 했고, 심신의학자 버니 시겔 박사는 '신의 리셋 버튼'이라고 했다. 자신의 마음을 들여다보라는 질병의 메시지를 깨닫고 병든 마음을 바로 잡을 때, 원하는 삶으로 다시 태어난다는 말이다.

삶의 고통이 성장의 동력임을 자각하면, 내 삶의 모든 것을 따뜻하게 수용할 수 있다. 저절로 조건 없는 사랑의 마음이 되는 것이다. 내가 겪는 모든 일과 내가 만나는 모든 이들이 그 자체로 소중하다는 것을 알면, 더 이상의 마음 훈련은 필요 없을 것이다. 삶을 온전히 사랑하는 깨달음의 경지에 이른 셈이다.

조건 없는 사랑의 마음에 이르면 굳이 좋은 일과 나쁜 일, 좋은 사람과 나쁜 사람을 구분하지 않는다. 역경은 잠자는 힘을 무한대로 깨우는 연료가 되고, 내게 상처를 준 사람은 '더 나은 나'를 만드는 스승이라는 것을 알기 때문이다. 이렇게 쉼 없이 비교, 분별하고 나쁘게 판단하는 습관에서 온전히 벗어나면 스트레스에서 해방되어 완전한 평화에 이른다. 삶의 모든 고통에서 진정 자유로워지는 것이다.

모두가 하나인 세상에서 내 삶의 모든 것을 '있는 그대로' 사랑하는 조건 없는 사랑. 이것이 바로 나와 세상을 더불어 치유하고, 완전한 건강과 궁극의 행복을 만들고, 삶의 해피엔딩으로 달려가게 할 가장 위대한 처방이다.

에필로그

경희사랑회를 만들며

상상도 못 한 방식으로 이별이 찾아왔습니다. 건강하던 어머니가 갑자기 세상을 떠나셨지요. 잠결에 화장실에서 볼일을 보다 뇌출혈이 왔고, 병원 중환자실에서 며칠 보내다 우리 곁을 떠나셨습니다.

"세상을 떠날 때가 되면 자는 듯이 가고 싶다. 아니면 며칠만 누워 있다가 가든지. 그리해달라고 기도하고 있으니 너희들도 그렇게 알아라."

어머니가 평소 자주 하신 말씀입니다. 그 말대로 가신 것이지요. 복지관의 노래 교실과 체조 교실을 다녀오시고, 제가 좋아하는 반찬으로 냉장고를 가득 채운 후 홀연히 세상을 떠나셨습니다.

미혼인 저는 태어나서 50년 가까이 어머니와 살았습니다. 어머니가 없는 세상은 제게 완전히 다른 세상이었습니다. '하늘이 무너진다'는 표현으로도 부족한 충격이었지요. 극한 슬픔과 충격으로 쓰러졌고 평생 처음으로 환자가 되었습니다. 성인이 된 후로는 병원에 가본 적이 없을 만큼 건강하던 제가 급기야 투병 생활을 시작했지요. 시간이 좀 지나면 나을 줄 알았지만 그 반대였습니다. 너무 갑자기 이별한 터라 점점 더 어머니의 빈자리가 크게 느껴졌지요. 슬픔이 커지면서 병세는 더 악화되었습니다.

평생 한 번도 경험하지 못한 불면증으로 잠을 못 자고, 극심한 현기증으로 제대로 걷지 못하고, 심장이 제멋대로 뛰고, 심근에 염증이 생겼는지 왼쪽으로 누울 수도 없고, 오른쪽 귀가 들리지 않고, 밤톨만 한 혹이 몸의 곳곳에 났습니다. 슬픔으로 인한 스트레스 반응이 몸을 어떻게 초토화하는지 생생히 경험한 셈이지요. '차라리 더 많이 아파서 어머니가 계신 곳으로 빨리 가고 싶다'는 몹쓸 생각까지 했었습니다. 그렇게 아픈 몸으로 슬픔 중독에 빠져 1년을 살았습니다.

날로 악화되던 병세가 호전되기 시작한 것은, 중병으로 투병 중인 독자 두 분이 간곡하게 상담을 요청한 후였습니다. 그들과 소통하면서 두 분 다 공교롭게도 부모의 사랑을 전혀 모르고 자랐다는 것을 알았지요.

"어머니의 아낌없는 사랑을 50년 동안 받았으면 슬퍼할 것이 아니라 감사해야지!"

마치 신이 저에게 이런 메시지를 전하는 듯했습니다. 부모의 사랑을 모르는 가여운 그들을 보면서 제가 얼마나 축복의 존재인지를 깨달았지요. 그러자 슬픔은 밀려나기 시작했고, 어머니와 함께한 세월에 감사하게 되었습니다. 상실에 주목하던 시각이 감사로 바뀌자 드디어 기운을 차릴 수 있었습니다.

어머니가 가신 후 1년간은 세상의 슬픈 면만 눈에 들어왔습니다. 뇌의 신경망이 어둡게 생각하도록 고정된 탓이겠지요. 그 어두운 시각을 바꾸기 위해 우선 휴대전화 카메라로 세상의 밝은 면과 아름다운 대상을 집중해서 촬영하는 주목훈련을 실천했습니다. 어머니와 못다 한 사랑의 말을 나누는 행복한 모습을 집중해서 그리는 상상훈련도 실천했지요. 그러면서 아주 빠르게 나았습니다. 극한 슬픔으로 순식간에 중병 환자가 되었지만, 마음훈련으로 놀랄 만큼 빠르게 치유할 수 있다는 것을 직접 체험한 시간이었지요. 어머니에 대한 그리움은 평생 가슴에 안고 살겠지만 이젠 슬픔이 아닌 감사의 마음만 품고 있습니다.

얼마 전, 어머님의 이름을 딴 '경희사랑회'도 만들었습니다. 평생 홀로 남매를 키우며 힘들게 사시면서도 자식과 세상을 아낌없이 사랑한 그 마음을 이어가고자 합니다. 우선은 인세의 일부를 부모가 없는 아이들에게 기부할 예정입니다. 어머니는 가난한 서민으로 사셨지만 언제나 가장 외롭고 어려운 사람을 찾아내 돌보는 일을 하셨지요. 주로 홀로 사시는 할머니들이 그 대상이었습니다. 버스비를 아끼기 위해 몇 정거장을 걸어 다니면서도 어려운 이들을 도울 때는 주저 없이 지갑을 여는 어머니의 모습을 보면서 조건 없는 사랑의 마음을 배웠습니다. '내가 가진 것을 세상과 나눌 때의 기쁨'을 일찍 깨달을 수 있었던 것은 참으로 행운입니다. 어머니가 남기신 사랑을 더 크게 키워 가리라 다짐해봅니다!

《미라클》이 세상 빛을 보기까지 많은 분의 사랑이 있었습니다. 시공을 초월한 인류의 정신적 스승과 세계적 석학들의 귀한 책, 눈부신 연구 결과가 있었기에 이 책이 만들어질 수 있었습니다. 지식과 지혜를 빌려준 스승들에게 머리 숙여 감사드립니다. 마음의 힘을 과학의 눈으로 이해할 수 있는 시대를 사는 것은 엄청난 천운입니다. 《미라클》에 소개된 석학들, 세상의 이치를 밝히고 있는 과학자들, 치유의 진리를 전하고 있는 어진 의사들에게 사랑과 존경의 마음을 보냅니다.

책은 언제나 제게 스승이고, 의사고, 친구입니다. 책을 통해 치유의 진리를 만나지 않았다면, 어머니는 난치병으로 고통의 시간을 보내다가 일찍 세상을 떠났을 것입니다. 보석 같은 책을 통해 위로와 감동을 받고, 진리와 만나는 축복을 얻었기에 치유 작가가 될 수 있었습니다. 부디 제가 받은 선물이 독자들에게도 고스란히 전해지기를 바랍니다.

건강한 세상을 바라는 희망으로 멋진 책을 만들어준 헬스조선에도 감사드립니다. 임호준 대표님과 김소중 편집장님께 진심으로 고맙습니다. 열정적으로 책을 편집해준 사랑스러운 고영아 대리에게 특별한 고마움을 전합니다. 책을 만드는 과정에서 수고해준 모든 분들에게 감사합니다. 영어 자료 검색을 도와준 라하영어학원 파주 금릉점의 김은경 원장님께도 감사 인사를 드립니다.

여전히 사랑의 에너지로 이어져 있다고 믿는 어머니, 아버지께 말과 글로는 다 표현할 수 없는 감사의 마음을 드립니다. 어머니와 갑자기 이별한 후 동생 내외가 없었다면, 폭풍 같은 슬픔을 견디어내지 못했을 것입니다. 늘 고마운 송갑과 란주, 그리고 조카들에게도 감사의 마음을 전합니다. 어릴 적부터 한결같이 사랑의 마음을 보내주는 죽마고우 숙희와 파주에서 인연 맺은 미경에게도 감사의 말을 전합니다. 어머니와 헤어진 슬픔을 위로해주신 모든 지인과 이웃에게도 고맙습니다. 치유의 희망을 얻었다고 연락해주는 독자들께도 감사드립니다. 언제나 제게 '더 나은 책'을 쓰게 만드는 귀한 에너지를 주시는 분들입니다.

끝으로 미스테리 수호천사님께 깊이 감사드립니다. 고마움을 전할 길이 없어, 이렇게 지면으로 감사 인사를 드립니다. '배움이 아닌 순간이 없고, 스승이 아닌 사람이 없다'는 것을 어렴풋이 깨닫고 있습니다. 참으로 고마운 깨달음입니다.

부디 《미라클》이 보다 건강한 세상, 보다 나은 세상을 만드는 사랑의 에너지가 되기를 간절하게 소망합니다.

암의 완치
11계명

1 면역체가 3~20일마다 태어남을 기억하자.

우리 몸의 세포는 쉼 없이 새로 태어난다. 그중 암을 치유하는 면역 기능의 중심, 백혈구는 3~20일마다 새롭게 교체된다. 설령 시한부 진단을 받았다고 해도 그 순간의 검사 결과라는 말이다.

본문에 소개한 암 환자 안젤라는 주치의가 출장을 간 3주 동안 스스로 마음훈련을 실천해 완치했다. 3주간 교체된 건강한 백혈구가 암세포를 모두 없앴다는 말이다. 특별한 기적이라기보다는 면역체의 일반적인 재생 활동이다.

우리는 늘 몸에 암세포를 가지고 살아간다. 다만 일반 검사에서 발견되지 않을 정도로 미미한 크기일 뿐이다. 1993년 세계적 의학 저널 란셋(The Lancet)에 실린 의학 보고에 따르면, 연구용 시신의 33%에서 전립선암이 발견되었다. 하지만 그 가운데 단 1%만이 전립선암으로 사망했다고 한다. 날마다 수백만 개의 암세포가 태어나지만, 막강한 면역체의 힘으로 대부분 인지하지 못한 채 지나가는 것이다. 스트레스가 커져 면역체의 활동이 약해지면 문제가 되지만 이런 경우도 면역체가 재생되어 왕성하게 활동하면 완치가 가능하다.

미국의 심리학자 브루노 클로퍼(Bruno Klopfer) 박사의 연구 결과에 따르면 절망하던 말기 암 환자가 낫는다는 희망을 품자 오렌지만 한 악성 종양이 10일 만에 완전히 사라지는 놀라운 변화를 보였다고 한다. 오렌지 크기의 악성 종양도 10일 만에 없앨 수 있는 강력한 면역력이 우리에게 있다. 우리 몸은 고정된 것이 아니라 계속 새로 태어난다. 약해진 면역력을 다시 강하게 만들면 된다. 그러니 두려워하지 말자! 두려워하고 절망하면 면역체를 무력화시키는 주범인 스트레스 호르몬만 펑펑 생산된다. 내 몸의 막강한 생명력과 재생력을 올바로 이해할 때, 가장 나쁜 발암 원인인 '두려움'에서 벗어난다.

2 치유 핵심을 알고, 발병 뿌리부터 없애자.

세상에는 수많은 치료법이 있지만 근본적으로 완치에 이르는 길은 어두운 내면을 바꾸는 것이다. 발병의 뿌리인 어두운 마음과 '불치'라는 생각을 바꾸면 발암 물질도 척척 해독하고, 죽음 앞에서도 살아날 수 있다는 것을 과학이 입증했다. 자신의 무한한 치유력을 제대로 깨달으면 자연스럽게 완치를 믿게 된다. 낫는다는 믿음은 치유의 핵심 동력이다.

생각은 치유와 창조의 명령어다. 생각을 바꾸면 신경 화학 물질이 변하고, 뇌가 변하고, 유전자 활동 스위치가 변하고, 에너지 장이 변해서 마음과 몸, 삶이 변한다. 이 완치의 진리부터 온전히 이해하고 치유력이 깨어나도록 어두운 내면을 바꾸자. 누군가에 대한 미움, 무언가에 대한 집착 등 자신을 병들게 한 뿌리부터 없애는 것이 치유의 첫걸음이다.

3 뉴마인드 트레이닝의 실천, 이렇게 하자.

자신을 병들게 한 뿌리를 없애고, 생각하는 습관을 교정하고, 보다 빠르게 건강한 심신을 만드는 훈련인 '뉴마인드 트레이닝'을 현명하게 실천하자. 언제 어떤 훈련부터 시작할지, 하루는 어떻게 보낼지 등 실천 계획을 세우고 차근차근 진행하다 보면, 어두운 마음이 밝아지고 저절로 재생 작용과 치유 작용이 극대화된다.

중환자가 바로 쉽게 실천할 수 있는 것이 '주목훈련'이다. 병을 잊고 즐겁게 몰입할 대상을 찾아 주목하는 간단한 방법이다. 훈련이라고 말할 것도 없다. 감동적인 영화나 신나는 축제 영상 등을 보는 것이 모두 좋은 약이다. 활동이 가능한 환자라면 좋아하는 취미 활동을 하면 된다. 병에 집중해서 커지는 불안감을 내가 좋아하는 대상으로 바꾸어 밝은 감정으로 만드는 것이 으뜸 치유법이다.

자신의 건강하고 행복한 모습을 그리는 '상상훈련'에 집중하면 한순간에 낫는 기적도 가능하다. 초보자가 바로 효과를 얻기는 쉽지 않지만 꾸준히 하면 몸과 마음의 놀라운 변화를 알게 된다. 내면을 바꾸는 훈련을 통해 암의 완치는 물론이고, 삶 전체가 눈부시게 변한다는 과학적 진리를 가슴 벅차게 경험할 것이다.

4 거울 뉴런이 모방하는 치유 환경을 만들자.

내가 매일 접하고 주목하는 대상이 생각과 감정을 바꾸고 몸을 바꾸는 작용을 한다. 또한 우리의 뇌에는 보이는 것을 그대로 모방하는 신경 세포인 거울 뉴런이 있기 때문에 밝고 건강한 이미지를 보면 실제로 뇌와 몸도 따라서 변한다. 웃는 사람을 보면 실제로 행복 호르몬이 분비되고, 화난 사람을 보면 실제로 스트레스 호르몬이 분비된다. 좋은 것을 보는 것만으로도 치유 작용이 일어난다.

시각 치유와 주목 훈련의 가치를 이해하고, 치유 작용이 강화되도록 집안을 꾸민다. 식물이나 자연 경관의 사진, 가족들의 웃는 사진, 건강한 스포츠 선수의 사진, 희망과 감동을 주는 영화의 한 장면 등을 집안 곳곳에 두는 것만으로도 충분히 마음의 변화를 유도할 수 있다. 텍사스 A&M 대학교 로저 울리치(Roger Ulrich) 교수의 연구 결과에 따르면 아름다운 자연 그림을 걸어둔 병실의 환자들이 수술 후 회복 속도가 더 빠른 것으로 나타났다.

예쁜 방석이나 꽃으로 매일 마음 훈련을 할 공간을 꾸미는 것도 좋은 방법이다. 이런 새로운 변화가 모두 밝은 내면으로 이끄는 작용을 한다.

'나는 무한한 힘을 가진 기적의 존재다. 지금 이 순간은 내가 기적의 존재임을 깨닫기 위한 최고의 순간이다!'라고 써서 잘 보이는 곳에 붙이고 매일 소리 내어 읽자. 세계적인 심신의학자 디팩 초프라(Deepak Chopra) 박사의 폐암 환자는 "나는 점점 나아 완전히 낫는다"는 말을 매일 10분간 집중적으로 반복해서 나은 경우도 있다. 완치에 집중하면 무한한 치유력이 깨어나는 것이 과학의 법칙이다.

5 밝은 감정이 드는 방송을 선별해서 보자.

텔레비전 프로그램도 마찬가지다. 병상에 있는 환자들은 주로 텔레비전을 보면서 시간을 보낸다. 그런데 문제는 방송 프로그램에 대체로 어두운 정보가 많다는 것이다. 심각한 사회 문제, 공해 문제, 사건 사고 등 마음이 어두워지는 정보를 접하는 자체가 스트레스를 키운다. 어디에서 발암 물질이 나왔다는 뉴스를 보면 불안감만 커지고, 복수심 가득한 주인공이 나오는 드라마를 보면 어두운 감정이 저절로 전염된다. 내가 무엇을 보고 듣고 생각하고 주목하느냐에 따라 심신이 변한다는 사실을 잊지 말고 가급적 밝은 감정과 건강한 이미지를 전하는 방송을 선별해서 보자.

각종 매체에서 쏟아내는 정보를 통해 고정관념을 만드는 것도 문제다. 의학의 한계를 세상의 한계라고 말하는 매체를 보면 고정관념이 생길 수 있다. 생각의 한계를 모두 허물면 상상을 초월한 기적이 일어나는 것은 과학적 사실이다. 암을 치유하는 기간을 '내가 가진 모든 생각의 한계를 허무는 수업 시간'이라고 여긴다면, 보다 빠르게 완전한 치유에 이를 것이다.

6 감사와 사랑의 마음에 집중하자.

하루를 시작할 때 아침 햇살을 보며 "또 선물 같은 하루를 주셔서 고맙습니다"라고 온 세상을 향해 감사의 마음을 보내자. 심장마비 같은 급성 질환과 각종 사고로 갑자기 세상을 떠나는 이들을 생각해보라. 그들과 비교하면 감사한 상황이 맞다. 내가 지금 누리고 가진 것에 주목해서 감사할 때 어두운 심신이 밝아지고 암의 고통이 밀려난다. 우리의 뇌는 한 번에 한 가지 생각만 할 수 있기 때문이다.

세계적인 정신의학자이자 호스피스운동의 선구자 엘리자베스 퀴블러 로스(Elisabeth Kübler-Ross) 박사는 "삶은 불치병을 진단받는 순간에 끝나지 않는다. 바로 그때 진정한 삶이 시작된다"라고 말한다. 죽음과 마주하는 순간 삶에서 진짜 소중한 것을 보게 되고 비로소 참된 삶을 살게 된다는 뜻이다.

하루를 마칠 때도 무탈하게 보낸 것을 감사하고, 자신에게 조건 없는 사랑의 마음을 보내자. 설령 계획한 것을 끝내지 못했다고 해도, 하나라도 해낸 자신을 아낌없이 칭찬하자. 곁에 있는 가족에게도 감사와 사랑의 말을 하자. 바로 그 순간 신경 화학 물질이 변하면서 몸이 변한다. 자신과 가족에 대한 사랑의 말은 마법의 주문과도 같고, 사랑의 마음은 면역력을 무한대로 키우는 최고의 약이다.

7 가장 쉬운 치유법인 '즐거움'에 주목하자.

어떤 환자도 지금 당장 쉽게 할 수 있는 빠른 치유법은 '즐겁게 보내는 것'이다. 내가 무엇을 좋아하고 무엇을 하면 즐거운지를 찾아 주목하고 활동하면 몸이 빠르게 치유된다.

병상에 누워 있는 환자라면 치유 의지를 키우는 책과 영화, 희망적인 다큐 등의 밝은 영상을 보고, 자신의 신나는 모습을 상상하자. 상상으로는 건강한 몸으로 히말라야 정상에서 '야호' 하는 모습도, 패러글라이딩을 하면서 하늘을 나는 모습도 그릴 수 있다. 실제와 상상을 구분하지 못하는 뇌가 즐거운 상상에 반응해서 몸도 바꾼다.

활동이 가능한 환자라면 자신이 평소 좋아하는 것을 하자. 노래 교실에 가서 노래를 부르고, 댄스 교실에 가서 신나게 춤을 추고, 애완동물과 교감하고, 꽃을 키우는 등 즐겁게 취미활동을 하는 것이 모두 좋은 치료이다.

시한부 진단을 받았다면 차라리 암은 완전히 잊자. 내가 무얼 하면 '최고로 신날까'를 찾아서 그것에 몰두하자. 그렇게 즐거운 활동에 집중해서 기적처럼 나은 이들은 수없이 많다.

8 똑똑한 생활 치유, 이렇게 하자.

우리가 살아가는 환경에는 미세먼지, 전자파, 식품 첨가물 등 많은 발암 물질이 존재한다. 이것을 일일이 신경 쓰다 보면 면역력을 약화시키는 스트레스 호르몬이 다량 발생한다. 편안한 마음으로 면역력을 키워서 발암 물질을 해독하고 암세포를 없애는 것이 가장 현명한 길이다. 까다롭게 골라서 먹는 엄격한 식단보다 감사한 마음으로 편안하고 맛있게 먹는 것이 더 나을 수 있다는 말이다. 생활 관리의 핵심 역시 '몸과 마음을 편안하게 만드는 것'

이다. 최악의 발암원은 스트레스, 즉 어두운 마음이라는 것을 잊지 말자.

세계적인 면역학자이자 암 전문가인 아보 도오루 박사의 연구 결과에 따르면 암 치유에서 가장 중요한 것은 편안한 마음이고 이외에 충분하게 쉬기, 적절하게 움직이기, 몸을 따뜻하게 하기, 가급적 자연 식품을 과식하지 않고 먹기 등을 꼽는다. 이럴 때 면역력이 활성화된다고 한다.

무언가 새로운 치유법을 시도할 때도 마찬가지다. 실천하기가 힘들고 몸과 마음이 불편하다면 오히려 스트레스 호르몬을 만들기 때문에 적절한 치유법이 아니다.

9 실천해야 할 너무 많은 수칙을 만들지 말자.

치유를 위해 실천해야 할 것이 너무 많다면 그것 자체가 스트레스다. 수많은 발암 물질을 일일이 가려내고, 몸에 좋다는 것을 계속 실천하다 보면 당연히 심신이 지친다. 그런 지나친 주의와 집착이 스트레스 호르몬을 생산한다.

치유의 핵심이 심신을 편안하게 만드는 것임을 잊지 말자. 그래야 진짜 약인 면역체가 빨리 재생된다. 모든 것을 포기하고 마음을 비우자 암이 저절로 나았다는 사람들이 있다. 자신이 즐겁고 편안하게 할 수 있는 선에서 치유 계획을 세우고 실천하자.

10 통증 등을 대비해 '치유용 파일'을 만들자.

우선 통증이나 병적 증상에 대한 거부감부터 내려놓자. 암과도, 통증과도 싸우지 말아야 한다. 무언가를 적으로 생각하면 스트레스가 커진다. 싫다는 감정을 갖는 자체가 스트레스 호르몬을 생산하고 어두운 현실을 더 악화시킨다. 통증 전문가들은 거부감을 버리고 따뜻하게 받아들이는 것만으로도 통증이 약해진다고 한다.

심한 통증이나 다른 증상으로 힘들 때를 대비해서 즐겁게 몰입할 수 있는 '치유용 파일'을 만들자. 마음껏 웃을 수 있는 코미디 영화, 좋아하는 가수의 공연, 가족이 함께한 행복한 순간을 담은 영상 등을 통증이 있을 때마다 본다. 주목하지 않으면 통증은 저절로 줄어든다.

통증이 있을 때 특히 코미디 영상을 보는 것은 매우 좋다. 웃음 치유의 창시자인 노먼 커즌스(Norman Cousins) 박사는 강직성 척추염이라는 불치병에 걸려 잠도 못자는 격렬한 통증에 시달렸다. 고통을 잊기 위해 코미디 영상을 보기 시작했고, 10분쯤 크게 웃으면 통증이 약해져 2시간쯤 잘 수 있었다고 전한다. 웃음의 진통 효과가 떨어지면 다시 코미디 영화나 책을 보면서 치료를 이어간 결과 기적적으로 완치했다. 그로 인해 웃음의 가치에 눈뜬 의학계는 '웃으면 면역체가 강화된다'는 의학적 사실까지 밝혀냈다. 통증에서 눈을 돌려 웃음에 주목하면 통증이 약해지고, 암을 치유하는 면역체까지 강화된다.

11 환자 가족의 똑똑한 간병, 이렇게 하자.

본인부터 '아픈 가족이 낫는다'는 믿음을 갖고, 우리에게 내재된 무한한 힘을 올바로 이해하는 것이 간병의 으뜸 수칙이다. 이런 내면의 변화가 환자의 치유력을 깨우는 물리적 작용을 한다. 본문에 소개한 환자의 치유력을 깨우는 가족의 훈련법도 실천하자.

밝은 마음이 치유의 핵심이기 때문에 가족의 주된 역할은 불안한 환자의 마음이 밝은 방향으로 가도록 이끄는 것이다. "그건 발암물질이 많아 위험해", "이렇게 안 움직이면 더 아플 거야"라는 식의 불안을 키우는 언어 습관은 바꾼다. "오늘 얼굴 좋네", "생각해보면 감사한 게 더 많아"라고 밝은 생각을 하도록 도와야 한다. 특별한 음식을 했다면 "이게 면역체를 키우는 영양소가 많아서 의

사들이 추천하는 거야. 먹으면 기운이 날 거야"라고 플라세보작용
이 극대화되도록 말하는 것이 간병의 지혜다. 최고의 간병은 사랑
과 감사의 마음을 표현해서 환자의 마음을 기적의 약인 사랑으로
채우는 것이다.

참고 자료

도서

《기적의 상상치유》이송미 지음, 한언, 2010

《감사의 힘》데보라 노빌 지음, 김용남 옮김, 위즈덤하우스, 2008

《감정의 분자》캔더스 퍼트 지음, 김미선 옮김, 시스테마, 2009

《과학의 망상》루퍼트 셸드레이크 지음, 하창수 옮김, 김영사, 2016

《관계의 연금술》딘 오니시 지음, 정현성 옮김, 북하우스, 2004

《교양으로 읽는 뇌과학》이케가야 유지 지음, 이규원 옮김, 은행나무, 2005

《그리고 모든 것이 변했다》아니타 무르자니 지음, 황근하 옮김, 샨티, 2012

《긍정심리학 프라이머》크리스토퍼 피터슨 지음, 문용린 외 옮김, 물푸레, 2010

《긍정의 말이 몸을 살린다》바바라 호버맨 레바인 지음, 박윤정 옮김, 샨티, 2007

《기억을 찾아서》에릭 캔델 지음, 전대호 옮김, 랜덤하우스코리아, 2009

《김상욱의 양자 공부》김상욱 지음, 사이언스북스, 2017

《꿈꾸는 다락방》이지성 지음, 국일미디어, 2007

《나는 내가 죽었다고 생각했습니다》질 볼트 테일러 지음, 장호연 옮김, 윌북, 2019

《나는 행복한 암 환자입니다》나카야마 다케시 지음, 박순분 옮김, 열음사, 2008

《나를 넘어선 나》최훈동·이송미 지음, 미디어월, 2013

《나의 행복한 물리학 특강》월터 르윈 지음, 고중숙 옮김, 김영사, 2012

《내 생애 가장 소중한 시간》버니 시겔 외 지음, 두창준 옮김, 미래와경영, 2010

《내 안의 천재성을 모두 일깨워라》윈 웽거 지음, 이상연 옮김, 청림출판, 2001

《너 이런 심리법칙 알아?》이동귀 지음, 21세기북스, 2016

《네빌 고다드 5일간의 강의》네빌 고다드 지음, 이상민 옮김, 서른세개의계단, 2008

《네빌 고다드의 부활》네빌 고다드 지음, 이상민 옮김, 서른세개의계단, 2009

《뇌와 마음의 구조》 가나자와 이치로 외 지음, 강금희 옮김, 뉴턴코리아, 2007

《뇌내 혁명》 하루야마 시게오 지음, 심정인 외 옮김, 사람과 책, 1999

《당신이 플라시보다》 조 디스펜자 지음, 추미란 옮김, 샨티, 2016

《두뇌 실험실》 빌라야누르 라마찬드란 외 지음, 신상규 옮김, 바다출판사, 2007

《디바인 매트릭스》 그렉 브레이든 지음, 김시현 옮김, 굿모닝미디어, 2008

《또 하나의 나를 보자》 양애란 지음, 정신세계사, 2007

《마음》 이영돈 지음, 예담, 2006

《마음으로 몸을 다스려라》 하버트 벤슨 지음, 정경호 옮김, 동도원, 2006

《마음을 비우면 얻어지는 것들》 김상운 지음, 21세기북스, 2012

《마음을 과학한다》 카렌 샤노어 지음, 변경옥 옮김, 나무심는사람, 2004

《마음의 기적》 디팩 초프라 지음, 도솔 옮김, 황금부엉이, 2005

《마음의 시계》 엘렌 랭어 지음, 변용란 옮김, 사이언스북스, 2011

《마음의 치유》 기 코르노 지음, 강현주 옮김, 북폴리오, 2006

《마음이 지닌 치유의 힘》 조안 보리센코 외 지음, 장현갑 외 옮김, 학지사, 2005

《마음이 몸을 치료한다》 데이비드 해밀턴 지음, 장현갑 외 옮김, 불광출판사, 2012

《마음챙김 명상과 자기치유》 존 카밧진 지음, 장현갑 옮김, 학지사, 2005

《마음처방전》 버니 시겔 지음, 장선하 옮김, 눈과마음, 2010

《마틴 셀리그만의 긍정심리학》 마틴 셀리그만 지음, 김인자 외 옮김, 물푸레, 2014

《면역혁명》 아보 도오루 지음, 이정환 옮김, 부광출판사, 2003

《명상》 김진묵 지음, 김영사, 2004

《몸의 행복》 베르너 바르텐스 지음, 유영미 옮김, 올, 2011

《물리법칙의 특성》 리처드 파인만 지음, 안동완 옮김, 해나무, 2016

《물은 답을 알고 있다》 에모토 마사루 지음, 홍성민 옮김, 더난출판사, 2008

《분노가 죽인다》 레드포드 윌리엄스 외 지음, 고경봉 외 옮김, 한언, 1996

《빅터 프랭클의 심리의 발견》빅터 프랭클 지음, 강윤영 옮김, 청아출판사, 2008

《사랑은 의사》버니 시겔 지음, 박희준 옮김, 고려원, 1990

《삶 이후의 삶》레이먼드 무디 지음, 서민수 옮김, 시공사, 1995

《상상과 치유》진 악터버그 지음, 신세민 옮김, 상담과 치유, 2005

《상상하라 그대로 이루어진다》이안 로버트슨 지음, 유혜경 옮김, 베텔스만, 2004

《생각의 탄생》로버트 루트번스타인 지음, 박종성 옮김, 에코의 서재, 2007

《심상치료의 이론과 실제》최범식 지음, 시그마프레스, 2009

《스트레스 솔루션》닥 췰드리 외 지음, 하영목 옮김, 들녘미디어, 2004

《시크릿》론다 번 지음, 김우열 옮김, 살림Biz, 2007

《신비한 최면 이야기》정동하 지음, 평단문화사, 2007

《아인슈타인의 베일》안톤 차일링거 지음, 전대호 옮김, 승산, 2007

《암, 마음을 풀어야 낫지》김종성 지음, 전나무숲, 2008

《암이 내게 행복을 주었다》가와다케 후미오 지음, 최승희 옮김, 정신세계사, 2004

《양자론》와다 스미오 감수, 허만중 옮김, 뉴턴코리아, 2008

《양자세계 여행자를 위한 안내서》케네스 W 포드 지음, 김명남 옮김, 바다출판사, 2008

《양자, 확률의 도끼비》문홍주 지음, 동아사이언스, 2002

《양자생물학》글렌 라인 지음, 조인선 외 옮김, 미내사클럽, 2003

《양자의학》강길전 지음, 월간환경농업, 2007

《약 안 쓰고 수술 않고 심장병 고치는 법》딘 오니시 지음, 장현갑 옮김, 석필, 2000

《에밀 쿠에 자기 암시》에밀 쿠에 지음, 윤지영 옮김, 연암사, 2009

《영혼의 해부》캐롤라인 미스 지음, 성현숙 옮김, 한문화, 2003

《오픈 포커스 브레인》레스 페미 지음, 이재석 옮김, 정신세계사, 2010

《왓칭1》김상운 지음, 정신세계사, 2011

《왓칭2》김상운 지음, 정신세계사, 2016

《용서치유》로버트 D. 엔라이트 지음, 채규만 옮김, 학지사, 2004

《용서》프레드 러스킨 지음, 장현숙 옮김, 중앙M&B, 2003

《용서와 화해》에버렛 워딩턴 지음, 윤종석 옮김, 한국기독학생회출판부, 2006

《웃음의 치유력》노먼 커즌스 지음, 양억관 외 옮김, 스마트비즈니스, 2007

《우연에 가려진 세상》최강신 지음, MID, 2018

《유전자는 네가 한 일을 알고 있다》네사 캐리 지음, 이충호 옮김, 해나무, 2015

《암은 병이 아니다》안드레아스 모리츠 지음, 정진근 옮김, 에디터, 2014

《암이 내게 행복을 주었다》가와다케 후미오 지음, 최승희 옮김, 정신세계사, 2004

《의식의 세계》딘 라딘 지음, 유상구 옮김, 양문, 1999

《인간은 유전자를 어떻게 조종할 수 있을까?》페터 슈포르크 지음, 유영미 옮김, 갈매
　　나무, 2013

《인생 수업》엘리자베스 퀴블러 로스 외 지음, 류시화 옮김, 이레, 2006

《자연치유》앤드류 와일 지음, 김옥분 옮김, 정신세계사, 1996

《조건반사》이반 파블로프 지음, 이관용 옮김, 교육과학사, 1999

《초월명상법 TM의 기적》창조지성학회 편저, 고려원, 1986

《치료하는 기도》래리 도시 지음, 차혜경 외 옮김, 바람, 2008

《칼 사이먼튼의 마음의술》칼 사이먼튼 외 지음, 이영래 옮김, 살림LIFE, 2009

《표현적 글쓰기》제임스 페니베이커 외 지음, 이봉희 옮김, 엑스북스, 2017

《프레젠테이션 슬라이드》스테판 코슬린 지음, 김경태 옮김, 멘토르, 2009

《피그말리온 효과》로버트 로젠탈 외 지음, 심재관 옮김, 이글리오, 2003

《해피 브레인》히사쓰네 다쓰히로 지음, 정광태 옮김, 함께북스, 2008

《행복은 전염된다》니컬러스 크리스태키스 외 지음, 이충호 옮김, 김영사, 2010

《현실주의자의 심리학 산책》요헨 마이 외 지음, 오공훈 옮김, 지식갤러리, 2012

《호오포노포노의 지혜》이하레아카라 휴 렌 외 지음, 이은정 옮김, 눈과마음, 2009

《호오포노포노의 비밀》조 바이텔 지음, 황소연 옮김, 눈과마음, 2008

《황혼의 반란》EBS '황혼의 반란' 제작진 지음, 비타북스, 2014

《희망의 힘》제롬 그루프먼 지음, 이문희 옮김, 넥서스, 2005

《10만 종의 단백질》일본 뉴턴프레스 지음, 아이뉴턴, 2017

《HOW TO BE HAPPY》, 소냐 류보머스키 지음, 오혜경 옮김, 지식노마드, 2007

Beyond Happiness, Frank Joseph Kinslow, Lucid Sea, 2008

The Secret of Instant Healing, Frank Joseph Kinslow, Lucid Sea, 2008

The GENIE IN YOUR GENES, Church Dawson, MidpointTradeBooksInc, 2007

방송

〈황혼의 반란〉, EBS, 2013

Trust Me, I'm a Doctor : Is it possible to get stronger just by thinking about exercise?, BBC 2, 2016

미라클

펴낸날 초판 1쇄 2020년 1월 2일 | 초판 3쇄 2024년 5월 30일

지은이 이송미

펴낸이 임호준
출판 팀장 정영주
편집 김은정 조유진 김경애
디자인 김지혜 | **마케팅** 길보민 정서진
경영지원 박석호 유태호 신혜지 최단비 김현빈

인쇄 (주)웰컴피앤피

펴낸곳 비타북스 | **발행처** (주)헬스조선 | **출판등록** 제2-4324호 2006년 1월 12일
주소 서울특별시 중구 세종대로 21길 30 | **전화** (02) 724-7698 | **팩스** (02) 722-9339
인스타그램 @vitabooks_official | **포스트** post.naver.com/vita_books | **블로그** blog.naver.com/vita_books

ISBN 979-11-5846-314-4   13510

비타북스는 독자 여러분의 책에 대한 아이디어와 원고 투고를 기다리고 있습니다.
책 출간을 원하시는 분은 이메일 vbook@chosun.com으로 간단한 개요와 취지, 연락처 등을 보내주세요.

비타북스 는 건강한 몸과 아름다운 삶을 생각하는 (주)헬스조선의 출판 브랜드입니다.